病に好かれる人　病に嫌われる人

健康寿命は「習慣」でのばす

順天堂大学医学部教授
小林弘幸
Hiroyuki Kobayashi

イラスト／プクプク

instagram @puku_puku38

大きな選択、
小さな選択。
人生とはたくさんの
「選択の積み重ね」です。

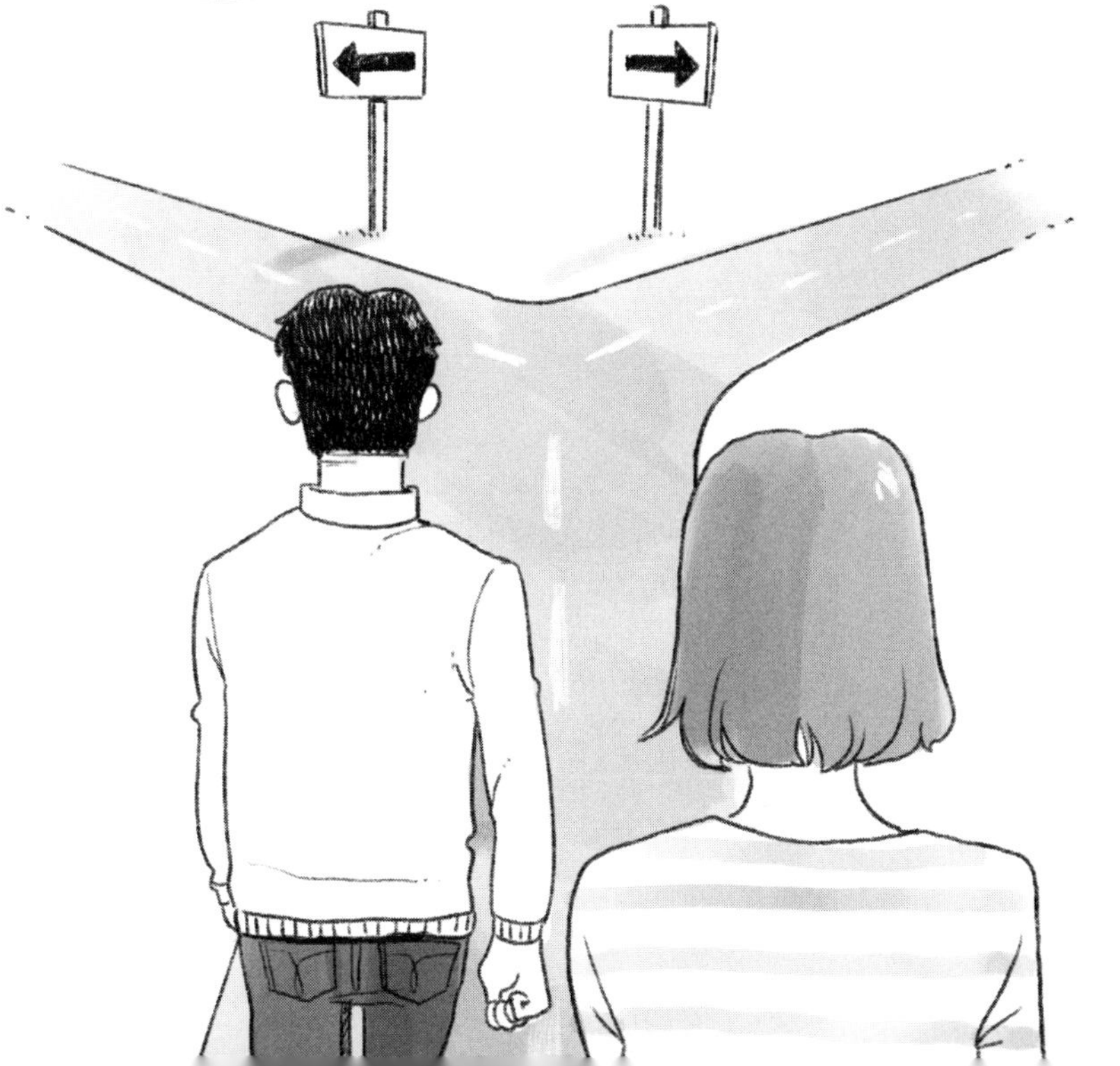

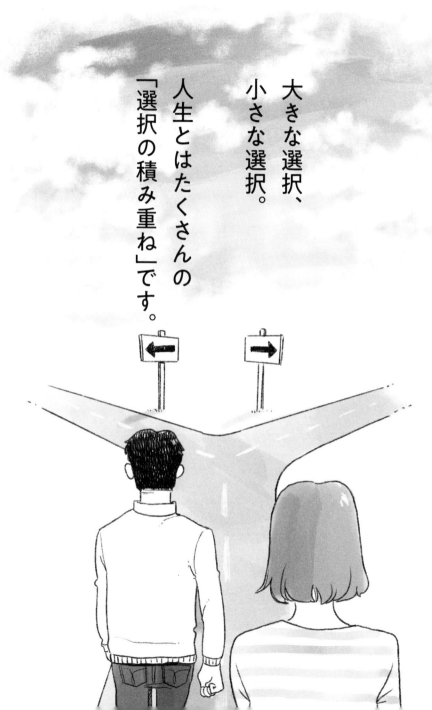

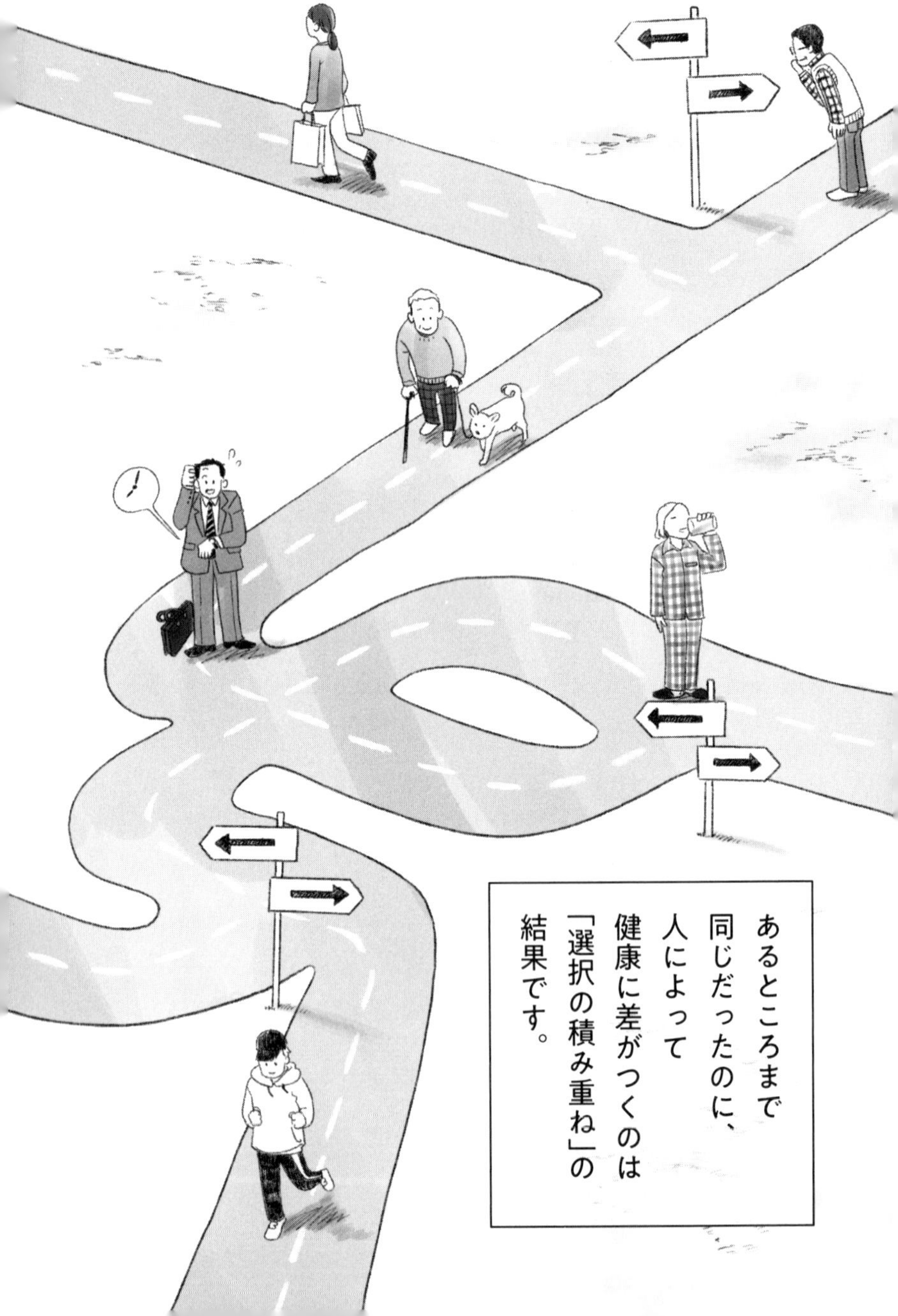
あるところまで同じだったのに、人によって健康に差がつくのは「選択の積み重ね」の結果です。

神様は必ず2つの道を
用意してくれています。
正しい選択を積み重ね、
どうか
「病に嫌われる人」になり、
豊かな人生を
楽しんでください。

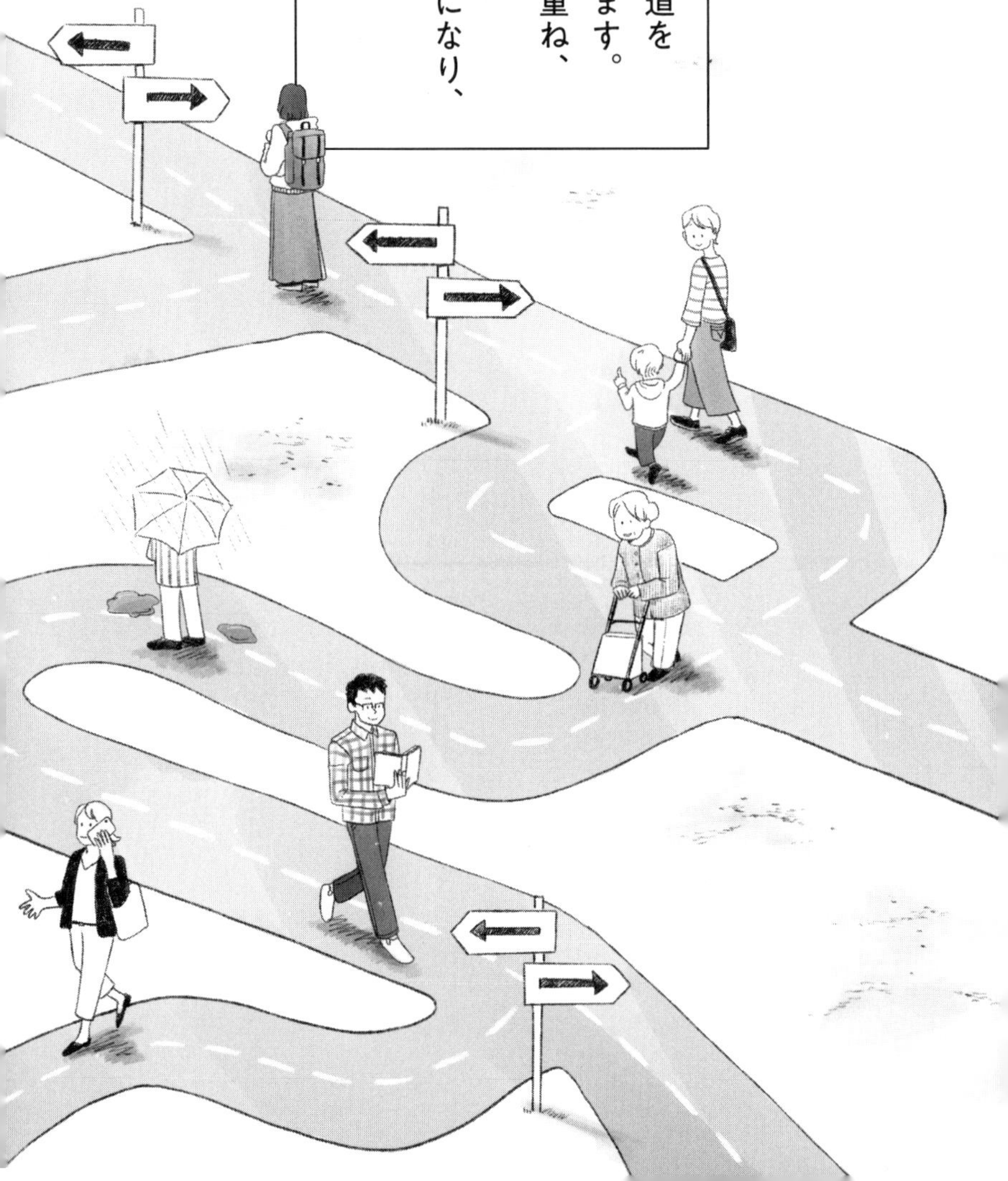

はじめに

【健康的に長生きする人のシンプルな行動】

平均寿命が延び続け、〝人生１００年時代〟とも言われ始めた昨今、「健康的な長生き」は多くの方の願いだと思います。

しかしながら最近では、20代でも子宮がんや乳がんになる人が増えたりと、がん年齢が下がってきているように、病気は年齢にかかわらず誰にとっても身近なものとなっています。

もちろん病気になるのは遺伝など先天的なものが原因の場合もありますが、それは全体の25％程度に過ぎず、残りの75％は生活環境が要因という研究結果があります。

つまり、病気になるかどうかは、私たちが普段何気なく繰り返している日々の生活習慣によるところが大きいのです。

では、毎日の生活の中で、病気になるかどうかの分かれ道は、どこにあるのでしょうか？

私自身の長い臨床経験の中でこのことを考えたとき、最近になってわかってきたことがあります。

それは「病に嫌われる人」つまり病気が寄り付かず、いくつになっても元気な人と、「病に好かれる人」つまり自ら病気を引き寄せてしまう人には、毎日の生活の中での行動や思考パターンに、大きな違いがあるということです。

そして**その最たる違いは、実は極めてシンプルなことで、〝すぐ動く〟か〝動かない〟か、このことに尽きます。**

病に嫌われる人は、どんな場面でも、思い悩んだり、迷ったりしている時間が最小限です。自分のとるべき道を決めたらすぐに行動に移す傾向があり、フットワークが非常に軽い。これが病に好かれる人との何よりも大きな違いです。

なんだそんなことかと感じるかもしれませんが、実はこのことこそが、その人が長生きできるかどうかを大きく左右します。これは性格の問題ではありません。動いたか、動かなかったか、つまり行動の問題です。

たとえば、そのもっとも重要な局面は、**ちょっとした体の不調を感じたときにどう動くか**、です。

私は、治療のかたわら、自律神経や腸活など、さまざまなテーマの講演を依頼され、全国各地に足を運び、講演を行っていますが、どの講演でも必ず、ラスト10分間に、私の切なる願いとして伝えるメッセージがあります。

それは、〝体に何らかの不調を感じたとき、その症状が2週間続いたら必ず病院へ行ってください〟ということです。

これは私が医者として、何よりもみなさんに強くお伝えしたいことです。

体のどこかが痛いとか、どこかに違和感があるといった不調を感じても、病気でなければ基本的に2週間経てば改善するものです。

しかし、2週間経っても治らない場合は、何かしらの病気が潜んでいる可能性が高くなります。

このときすぐ動くかどうか、つまりすぐに病院に行くかどうかは、自分の命に関わる、人生の中でも最も重要な分かれ道です。

それにもかかわらず、〝忙しいから〟〝めんどくさいから〟〝大きな病気だったら怖いから〟と、あれこれと自分に言い訳をしてためらい、「病院に行く」というたった一つの行動に移せない人が非常に多くいます。

そして不調を放置した挙げ句、症状が悪化して結局病院に足を運ばざるを得なくなったときには、判明した病気はかなり進行していて、命を落としてしまうというケースが後を絶ちません。

【自分の大事な健康を運任せにしてはいけない】

病に嫌われる人とは、どんな状況においても、すぐ行動に移せる人です。

不調を感じたらすぐ病院に行くので、病気を早めに発見でき、治療も早めに進められます。また、医師の治療法に疑問を感じたらセカンドオピニオンを求め、医者からすすめられた食事法や運動は、その日からすぐに実践します。

こうしてあらゆる場面で先手を打てるため、結果、病気が寄り付かず、健康で長生きできるのです。

一方、病に好かれる人は、不調を感じたときにも、病院にかかったときにも、思い悩むばかりで行動に移せないため、さまざまなことが後手後手に回り、どんどん命を縮めていく道に進んでしまいます。

私は、ちょっとした行動次第で、本当は救われた命がたくさんあったということを日々痛感しています。本当はもっと長生きできたのに、ある分かれ道で選択を間違えてしまったため、命までも落としてしまうのです。

このような場面だけではありません。人生は、朝起きたときから夜寝るときまで、常に〝どちらを選ぶか〟〝どういう行動をとるか〟という選択を迫られる分かれ道の連続です。

朝起きたとき、コップ1杯の水を飲むかどうか。

朝食を抜かずに食べるかどうか。

通勤時に、エレベーターやエスカレーターを使わず、階段を使うかどうか。

このような**日々の小さな選択が、あなたの寿命を決定づけます**。

このとき、病に嫌われる人は常に自然と正しい選択をするのに対し、病に好かれる人は、常に間違った選択をしてしまい、どんどん命を縮めていく方向に進みます。

神様は必ずいつも2つの分かれ道を用意してくれているにもかかわらず、です。

病気になると「運が悪かった」と言う人がいますが、運のせいではありません。あなたが日々直面するさまざまな分かれ道で、どのように行動することを選んできたかという積み重ねの結果なのです。

ただし、**もし病気になってしまった場合でも、遅くはありません。**

たとえ病気になって入院してからであっても、これから直面する分かれ道で選択を間違わなければ、いくらでもリカバリーは可能です。

人生のどのタイミングでも、あなたの行動次第で〝健康で長生き〟の道へ復帰することはできるのです。

本書は、私の医師としての経験から、〝病に嫌われる人はこういう行動をとっている〟と感じたことをまとめた本です。みなさんが人生で直面するいくつもの分かれ道で健康のために正しい選択ができるように、という思いからこの本を書きました。

みなさんひとりひとりに、亡くなる間際に、〝あのときこうすればよかった〟と、後悔しないでいただきたいからです。それは医者である私の切実な願いです。

元来、人間は後悔する生き物です。

長い人生の中で、結婚、仕事、人間関係などさまざまな場面で後悔をすることは誰にでもあると思いますが、これらにはやり直しのチャンスがあります。

しかし、病気に関してだけは後悔してもやり直しが利きません。

もし「健康運」というものが仮にあるとすれば、本書でご紹介する、病に嫌われる人になるための行動や思考パターン、生活習慣は医師として私がみなさんに与えられる〝運〟だと思っています。

ひとりでも多くの方に本書でご紹介することを実践していただき「元気で長生き」の道を選択し、〝いい人生だった〟と天寿を全うしていただければ、私にとってこれに勝る喜びはなく、本書の役目は十分に果たしたことになります。

小林弘幸

目次

病に好かれる人 病に嫌われる人 健康寿命は「習慣」でのばす

第2章 ROUTE

病に好かれる人
病に嫌われる人

病気になってしまったときの7つの分かれ道

第3章 ROUTE

病に好かれる人
病に嫌われる人
生活習慣の分かれ道

第4章 ROUTE

第1章 ROUTE

不調を感じたときの3つの分かれ道

病に好かれる人
病に嫌われる人

病に嫌われる人はこう動く❶

【健康運命を変える「2週間ルール」】

2週間不調が続いたら、必ず絶対病院に行く

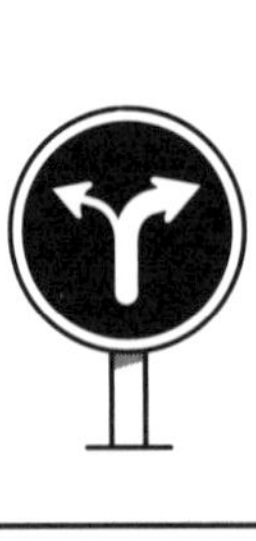

「はじめに」でもお話ししたように、数ある人生の分かれ道で、最も重要な局面が、体に何かしらの不調や違和感があり、それが2週間続いたときです。

私の長年の経験上、**2週間以上続く不調や違和感の陰には、病気が潜んでいる可能性が高い**ためです。

これは人生の中で一番、すぐ行動を起こすべきときで、ここで動けない人は、こじらせてしまうことが少なくありません。

みなさん、頭ではわかっているはずなのに、ここで〝病院へ行く〟という行動をとれない人がなんと多いことでしょうか。

2週間前から不調があり、体は何回もサインを出していたにもかかわらず、それを無視し続けた挙げ句に倒れてしまい、救急車で運ばれてやっと病院に来るという人がたくさんいます。

こういう人は、症状が悪化して致命的な状態になって初めて、〝なぜもっと早く病院に行かなかったのか〟と、後悔しますが、そのときにはすでに手遅れの場合が多く、実際に命を落としていく人を数多く見てきました。

病院に行かない人の言い訳のほとんどが〝仕事が忙しいから〟〝時間がないから〟といったものです。

でも、本当に時間がないのでしょうか？

私はそうではないと思っています。

私の患者さんに、日本を代表するコンサルティング会社の前会長さんがいますが、その方は、生き馬の目を抜くような働きぶりが必要とされるコンサルティング業界の中でも、敏腕とされ、多忙を極める方です。

しかし、そんな忙しさの中にあっても、体調がちょっとおかしいなと感じただけで、すぐに診療を受けにいらっしゃいます。

そのフットワークの軽さと、自分の体への意識の高さには、心の底から敬服します。

こういった一流の方は、〝忙しい〟を言い訳にしません。なぜなら、病院に行かないことのほうが、仕事や人生において大きな損失になり、自分が健康でいることが、自分と周りの人の生活の要であることを認識しているからです。

このように、自分の体の声に敏感な人、自分の体と真剣に向き合っている人は、〝病に嫌われる人〟です。

働き盛りの中高年に比べると、シニアの方々は時間があるため、こまめに病院に足を運んでいる人が多いようです。

地方の病院の待合室は、高齢者たちがおしゃべりをする憩いの場のようになっているところもあるようで、〝いつも来ているトメさんたちを見かけないと思ったら、今日は具合が悪いから病院に来れないらしいよ〟という笑い話があります。

この話は極端な例ですが、このトメさんのように、具合が悪くなる前からいつも病院に足を運んでいるような人も、医者とうまく付き合って不調を乗り越えていく、病に嫌われる人です。

年齢が若い人ほど、〝まさかこの年齢で自分ががんにかかるわけがない〟などと思い込み、うっかり病院へ行くのが遅れて命を落としてしまうケースがあり、逆に高齢でこまめに病院に足を運んでいる人のほうが元気だったりするものです。

当然ですが、自分がどのように行動するかによって、人生は大きく変わってしまうのです。

〝元気で長生き〟を望むなら、**〝忙しいから〟〝時間がないから〟は禁句で、この言葉は、〝死へのパスポート〟**だと思ってください。

大げさな話ではありません。**不調が2週間続いたときに病院に行くことは、あなたの人生の中で最も重要な〝病に嫌われる〟行動**なのです。

不調に気づいたときに病院に行けば、たとえ病気が見つかっても、発見が遅くなってしまったという後悔がないので、治療に前向きに立ち向かうことができます。早い段階で見つければ、治る病気はいくらでもあります。がんなどでも、早く発見して早く手術などの治療をすれば、治ってしまうものも多いのです。

あなたの人生は、あなただけのものではなく、あなたの家族や、あなたを思うたくさんの人のものでもあります。

便秘でも下痢でも咳でも痛みでも、〝普段とは違う不調や違和感が2週間続いたら、すぐ病院に行く〟をルールにしてください。

これは、病気を寄せ付けない、最も重要なアクションです。

キーワードは「2週間」です。

ただし、突然の耳鳴りや強い頭痛など、急激な体の変調を感じたときは、一瞬の躊躇もなく病院に行ってください。

日本人が美徳とする精神のひとつに、奥ゆかしさがありますが、**健康に関しては、奥ゆかしさや遠慮は、一切不要です。むしろ悪です。**

体の声に常に誠実であることが、病気に嫌われるためには欠かせません。

病に嫌われる人はこう動く

❶まとめ

たとえ病気が見つかってても、発見が遅くなってしまった後悔を最小限にとどめ、治療に前向きに立ち向かえる。

病に
嫌われる人
はこう動く
❷

【診察の遅れは百害あって一利なし】

自分の不調の原因を一刻も早く明らかにする

体に不調や違和感を感じているにもかかわらず、ためらって病院に行かない理由として、**〝病気と診断されるのが怖いから〟**という理由も多いようです。

不安があるものの、そこから目をそらし、逃げようとしてしまうのです。これは案外、女性より男性に多いように思います。

もちろん、病気と診断されるのは誰でも怖いものですし、不安だと思います。

でも、不安は逃げれば解消するものではなく、むしろ逃げれば逃げるほど症状が悪くなり、そのぶん、不安も大きくなります。

このように不安を抱き続けているという状態は非常によくありません。

不安などのネガティブな感情によってストレスがかかると、自律神経のバランスが乱れます。

自律神経とは、内臓や血管の働きや、体温、血圧、心拍数、ホルモン分泌など、あらゆる生命活動をコントロールしているとても重要な神経です。

自律神経には、「交感神経」と「副交感神経」の2つがあります。

交感神経は、車で言えば〝アクセル〟で、興奮や活動を促す働きがあります。この働きが強まると、血管が収縮し、血圧は上昇し、アクティブで活動的なモードになります。

一方、副交感神経は〝ブレーキ〟で、リラックス感や安定をもたらす働きがあり、この働きが強くなると、血管が弛緩し、血圧は低下し、休息モードになります。この2つがバランスのとれた状態で維持されているのが望ましいのです。

不安やイライラや怒りなどなんらかのストレスを抱えていると、このうちの交感神経のほうが過剰に優位になります。すると、心拍数や血圧、血糖値が上がるため、病気を引き起こしやすくなります。

つまり**病気だったら怖いからと病院へ行かずにいつまでも不安を抱き続けているほど、交感神経が優位になり病気を進行させてしまう可能性が高まるのです。**

このように自分の病気を明らかにしようとしない人は、病に好かれてしまう人です。

病に嫌われる人は、早めに病院へ行き、さっさと不調の原因を明らかにします。

病院で検査を受け、病気でなかった場合は、無闇に不安を抱き続けることがなくなって気分もスッキリします。

また、病気が見つかった場合でも、早めに行ったのなら〝もっと早く行けばよかった〟という後悔がないので、前向きに治療に取り組むことができます。

自分の病気を明らかにすることも、人生において、できるだけ素早く行いたいアクションです。

病に嫌われる人はこう動く
❷まとめ

病気と診断されるのは誰でも怖いもの。しかし、思い悩んでも解決はしない。とにかく「行動する」ことで、進むべき道が見えてくる。

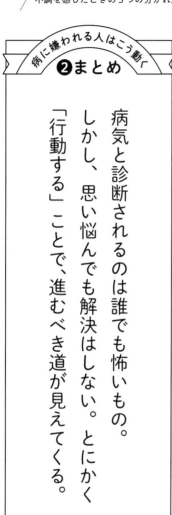

病に嫌われる人はこう動く❸

【大掃除ならぬ〝自分掃除〟の習慣化】

誕生日には年に一度の健康診断をイベント化

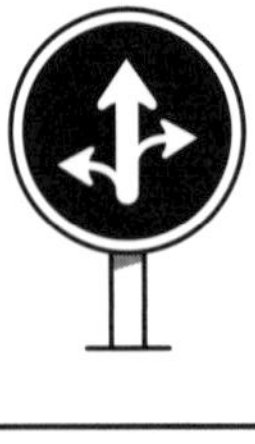

〝不調が2週間続いたら病院へ行く〟より、**さらに積極的な行動は、〝不調のないうちから定期的に健康診断を受ける〟**です。

私の患者さんでも、定期的に健診を受けに来る人がいますが、不安がないせいか、とてもよいオーラに満ちています。

非科学的なことを言うようですが、このような人には病気も寄ってこず、はね返しているようにすら感じます。

自分の体に真剣に向き合っている、正に、病に嫌われる人です。

まれに、〝運のいい人〟〝ついている人〟はいるもので、たとえば、自分にはその気はなかったのに知り合いに誘われたから、しかたなく健康診断を受けたら、がんが見つかったという人は少なくありません。

先日、私の知り合いのある社長さんも、大腸内視鏡検査を〝一人で受けるのが怖いから〟と、秘書の女性を誘って受けていましたが、社長さんのほうではなく、秘書の方のほうにがんが見つかったというケースがありました。

この秘書の女性は、たまたま受けた健康診断でがんを早期発見できたので、運がよかった、ついていたといえるでしょう。

しかし、運やツキは、自分ではどうにもできないものです。


自分の体を、運やツキに委ねてはいけません。


早めに健康診断を受けて病気を早期発見すれば、重大な病気でも命が助かる可能性が高くなることは科学的根拠がある事実なのですから、**運やツキに委ねずとも、自分の命は自分で守れるのです。**

ですから、シニアの方はもちろん、40歳を超えたら、年に一度は健康診断を受けるようにしてほしいものです。

忙しくしていると、つい健康診断を受けることを後回しにしがちです。

病に嫌われる人は、**毎年自分の誕生日は健康診断の日にしようと決めて前もって予約を入れ、手帳に記入してしまうといった行動がとれる人**です。

このときスマホにメモをするのでなく、〝**書く**〟**という行為が大切**で、これによって心にインプットされ、その予定を守ろうという意識が働きます。

健康診断は、正に自分にとっての最高の誕生日プレゼントです。

毎年健康診断を受けることと、不調が2週間続いたら病院へ行くこと。

この2つのアクションができれば、たとえ病気が見つかった場合でも、〝早めに見つかってよかった〟という前向きな気持ちになれます。

人は、病気になってしまったこと自体は、案外、運命だと受け止められるものです。それよりも**後悔するのは、〝なぜ自分は早めに病院に行**

かなかったんだ〟ということです。

2つのアクションを欠かさなければ、このような後悔の念をもつことはないので、病気が見つかった場合でも、早めに気持ちを切り替えて治療に前向きに取り組んでいけます。

気持ちが前向きになれるかどうかは、自律神経のバランスに影響を与えるので、治療の効果も大きく変わってきます。

スポーツでも、**〝やらされている練習〟は、案外成果につながりませんが、〝自分から積極的に取り組む練習〟は成果が出るもの**です。

病気の治療もそれと同じ。前向きな気持ちで治療に取り組めるかどうかは、寿命も左右するのです。

病気の発見が遅れて重い病気になったとき、人は〝もう一度やり直したい〟と後悔をしますが、それでは手遅れです。

後悔しないためには、毎年健康診断を受けることと、不調が2週間続いたら病院へ行くこと。これは私が考える最も重要な、科学的根拠に基づく〝病に嫌われる〟アクションです。

また、普段から、自分の体の問題に合ったかかりつけ医、つまりホームドクターをもっておくことも、病気に嫌われるためには欠かせません。

自分のかかりやすい病気や持病は、ある程度わかっていると思うので、その病気に強い医者を選んで、ホームドクターにしておきましょう。

そうすれば何かあったときにすぐに相談できますし、ちょっとした体の変化にも気づいてもらえて、大きな病気の予防につながります。

3ヵ月に一回など、定期的にいまの自分の体調などを話しに行くのもいいでしょう。

これは、誰にでもできることで、性格もセンスも関係ありません。

いまは、インターネットで医者や病院の情報は調べられるので、自分に合ったホームドクターを見つけて、常に相談できるようにしておきましょう。

病に嫌われる人はこう動く

❸まとめ

運やツキに委ねずとも、「健康チェックをルーティン化」することで積極的に自分の健康を守る。

第2章
ROUTE

病に好かれる人
病に嫌われる人

病気になってしまったときの7つの分かれ道

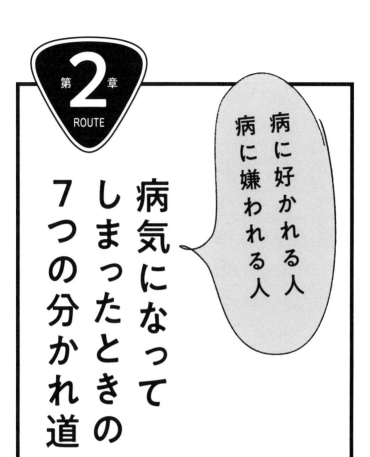

病に
嫌われる人
はこう動く
❶

【後ろに進む道はなし】

治療へのはじめの一歩は「あきらめる」こと

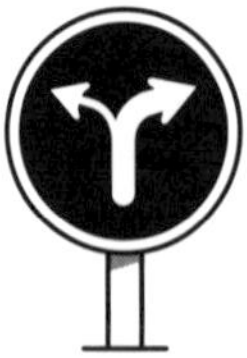

第1章では、早めに病院に行き、病気を未然に防ぐ、あるいは早めに見つけて早めに芽を摘むための行動についてお話ししました。

しかし、年齢を重ねると体のどこかしらに不調が生じ、大抵の人が何らかの病気になるものです。そのときに、**病気と正しく向き合えるか否か**。

これも、その先の人生を左右する大きな分かれ道です。ここを正しく選択できるか、たとえ病気になってからでも、あなたがどう行動するかによって、再び〝健康で長生き〟の道に復帰することは十分可能です。

病に嫌われる人は、実際病気になってしまったときにどう行動するか、この章ではそれをお話ししましょう。

医者に病気と診断され、その病気が深刻であればあるほど、誰しも〝なぜこんな病気になってしまったのか〟〝なぜもっと早く発見できなかったのか〟ということばかりをくよくよと考えてしまうものです。

でも、これはもう起こってしまったことですから、いつまで考えていても何のメリットもありません。

絶望していると視野がどんどん狭くなり、冷静に考えることができなくなって、本当はよい治療法がある場合でも、希望がないと思い込んでしまいます。

そうしてネガティブな感情を抱き続けるほど、交感神経も優位になって、病気がますます進行してしまいます。

まず、このような状況を乗り越えないと次のステップに進めません。

病に嫌われる人は、最初こそ、ショックを受けますが、いつまでもくよくよと考えることは無駄だとあきらめて、そこから未来に向かって歩き出し始めます。そうすることで、自律神経のバランスも安定し、治療をするうえでよいコンディションが整います。

病気が判明して、しばらく動揺するのは仕方ありませんが、早めに気持ちを切り替えて、〝いま〟に集中し、病気を治すことのほうに意識を向ける。それが病に嫌われる秘訣です。

病に嫌われる人はこう動く
❶まとめ

病気と対峙する覚悟と姿勢がその後の回復に向けた行動で「正しい選択」を後押しする。

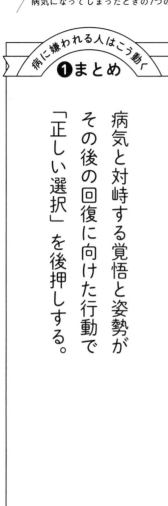

病に
嫌われる人
はこう動く
❷

【都合のいいことにすがらない】

一人の医者の診断や治療方針をすべてと思い込まない

次に大切なのが、**医者との付き合い方**です。

たとえば、がんなどの重大な病気が判明し、病気の進行具合や治療法などについて医者から伝えられたとき、何の疑いももたずに、その意見がすべてだと思ってしまう人は少なくありません。

また、自分の病状を知ることを恐れるあまり、〝大きな問題はないので大丈夫です〟などと、自分にとって安心できる（＝都合のいい）答えを言ってくれる医者にすがってしまう人もいます。これはどちらのタイプも、自分の病気に正しく向き合えない人で、病に好かれる人です。

病に嫌われる人は、**自分の本当の病状をとことん明らかにする人**です。

こういう人は、一人の医師に病気の診断や治療方針を提示された場合でも、たとえ〝大きな問題はないから大丈夫〟と言われた場合でも、**必ずセカンドオピニオンを求めて別の医者のところに行きます。**

セカンドオピニオンを求めたとき、その医者からも最初の医者と同じ診断で同じ治療法をすすめられることもありますが、ほとんどの場合、診断や治療方針は医者によって異なると思います。**3人の医者が同じ人を診察した場合も、三者三様であることのほうが多いものです。**

たとえば、食道がんの場合でいえば、治療法は、手術、内視鏡治療、放射線治療と化学療法による治療などとさまざまで、その人にどの治療法が適しているか考えるのはその医者によって異なります。

ですから自分の命を大切に思うなら、**一人の医者に言われたことをそのままベストの治療法として手放しで選んではいけません。**

〝問題ありません〟などと、自分にとって都合のいい診断が出たときにも、疑う勇気をもってセカンドオピニオンを利用してください。

逆に、余命数ヵ月の末期がんで、もう手立てがないと言われた場合でも、ほかの医者のところに行ったら、助かる治療法があると言われることもあります。

がんなどの命に関わる病気や難病の場合は、セカンドオピニオンだけでなく、サードオピニオンまで求めてもよいと思います。

3人の医者の診断や治療方針を聞いたうえで、自分との相性やメリットなどをよく考えて選べば、自分でも納得がいき、後悔することはありません。**自分が納得した治療は前向きに頑張れるものです。**

どんな医者にかかり、どんな治療法を選ぶかで、寿命が変わってしまうので、あなたがこのときとる行動は非常に重要なのです。

病に嫌われる人はこう動く

❷まとめ

自分にとって、都合のいい診断だけを切り取って安心しない。

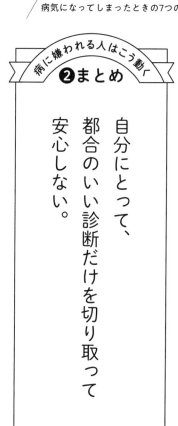

病に
嫌われる人
はこう動く
❸

セカンドオピニオンは求めるが、ドクターショッピングはしない

【理解を深めるか、知識に溺れるか】

ここで間違ってほしくないのは、セカンドオピニオンはおすすめしますが、ドクターショッピングはよくないということです。**セカンドオピニオンとドクターショッピングは似て非なるもので、**前者が線としてつながるアクションなら、後者は点と点のアクションです。

ドクターショッピングとは、ひとつの病院での診療では満足できず、**どこかにもっといい医者がいるはずだ**と思い、ほかの病院に行ってまた検査や診察を受けるものの、そこでも満足できず、またほかの病院へ行き検査や診察を受けるということを繰り返すことです。

この問題点は、同じ検査を何回も繰り返すことになることと、さらに、各病院で提示された治療方法がよいかどうかをきちんと検証もせず、〝もっといい方法があるのでは〟と思い込んで、病院を渡り歩くため、結局はどの医者のいうことが正しいのかわからなくなり、適切な治療が受けられなくなってしまうことです。そうしているうちに、病気がどんどん進行してしまうこともあります。

次々と病院を替えると、医者も病状をじっくりと診察できないため、見方も甘くなりますし、真剣に向き合わなくなってしまいかねません。病院を替えて、またそこで一から検査を受けることで、治療費もかさんで経済的にも負担がかかります。

つまりドクターショッピングは、病に好かれる行動です。

これに対し、病に嫌われる人が活用するのがセカンドオピニオンです。**セカンドオピニオンとは、単純に病院を替えるのではなく、他の医者の治療方針を聞き、吟味すること**です。

最初に診てもらった医者にセカンドオピニオンを求めたいと伝えれば、検査結果や、その病院の治療方針などのデータをもっていくことができるので、同じ検査を何度も繰り返して体に負担をかけることも避けられますし、経済的負担も減らせます。また、医者と医者の間で、情報を共有できるというメリットもあります。

セカンドオピニオンを利用するというと、日本人は、最初に診てもらった医者に申し訳なくて言い出しにくいと思うかもしれません。

しかし現在は、医者は患者に、病気や容態、検査、治療内容、処方する薬などについて十分な説明をし、患者はそれを理解し、納得したうえで同意して治療を受けるという〝インフォームド・コンセント〟という考え方が普及し、**セカンドオピニオンも患者の当然の権利**として広く認識されています。

ですから、医者にセカンドオピニオンを求めたいと伝えた場合、良識のある医者ならそれを拒否しません。

セカンドオピニオンは、ドクターショッピングのように最初の医者から言われたことを疑い、否定して病院を替えてしまうのではなく、何人かの医者の診察を受けてさまざまな治療方針を聞いたうえで、その中から自分が最も納得できる治療法を選ぶというものです。

ですから、命に関わる病気や難病、なかなか治らない病気などにかかったら、ドクターショッピングでなく、セカンドオピニオンを利用して、自分に合った治療法を選んでください。

これも病に嫌われるための重要なアクションのひとつです。

病に嫌われる人はこう動く

❸まとめ

セカンドオピニオンを求めたいと伝えた場合、良識のある医者なら拒否しない。それを医者選びの一つの判断基準にも。

病に嫌われる人はこう動く❹

【納得した後は、その身を委ねる】

治療方針を決めたら思い悩まず、治療に全力を注ぐ

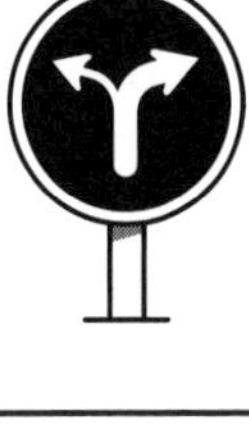

病に嫌われる人は、よく吟味したうえで病院を決め、**どの治療を受けるかを決めたら、そこからは思い悩みません。**

たとえば、手術をすると決めたなら、〝これで本当によかったんだろうか〟などといつまでも思い悩んでいても結果は同じです。

病気になってしまったなら、それが現実なので、治療をするしかありません。ですから**前向きな気持ちで治療に全力を注ぐこと**です。

私の知り合いの70代の女性で、膵臓がんにかかった方がいるのですが、その方が手術で入院される2日前に一緒に食事をする機会があり、そのときにこんなことがありました。

普通なら、手術前はとても不安で、食事が喉を通らないものです。

しかし驚いたことにその女性は、ステーキをもりもりとおいしそうに食べていたのです。

「手術をすると自分で決めたのだから、あとは医者に任せてがんを取ってもらおう」。そのような気持ちだったようで、驚くほど元気でした。

私は、その方を見て、その強さに敬服してしまいました。

こういう人は、何事もうまくいく〝気〟をもっています。

まさに、病に嫌われる人です。実際に、その方の手術は成功し、いまも元気にしておられます。

このように、**治療法を決めたら、あとは思い悩まず医者に任せるという気持ちが大切です。**

〝この病気が治るだろうか〟と不安に思うのはしかたがありませんが、あまり思い悩むと自律神経のバランスを乱し、治療にもデメリットになってしまいます。

悩んでも、悩まなくても結果は変わらないのですから、思い悩まず、その後のことは終わってから考えればいいのです。

人間は余計なことを考える生き物で、たとえば〞この手術をしたら1年後は、2年後は、10年後はどうなるか？〟などと先のことをあれこれ考え、まだ起こってもいないことを不安に思ってしまうものです。

しかしそのように考えるのは、この先もずっと生きられることが前提になっています。

この先も長いと考えるから、先のことをあれこれ考えて不安になるのです。

でも、そうでなかったらどうでしょうか？

極端な例ですが、1年後に死ぬとわかっていたら、10年後のことはあれこれ考えないものです。

目の前の選択をひとつずつクリアしていくことに集中することが、病気の治療においては何より大切なのです。

余計なことを考えずに、目の前のことに集中すると、生き方が変わります。

無駄に思い悩むことが減れば、自律神経のバランスも整い、健康につながるのです。

病に嫌われる人はこう動く
❹まとめ

納得のいく治療を選んだら、〝あとは医者にすべてをまかせる〟という気持ちで、治療に専念。

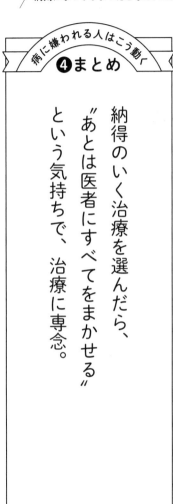

病に
嫌われる人
はこう動く
❺

【これは命の問題。気遣いが仇にも】

病気治療中は他人への気遣いは悪。自分本位になる

治療方針を決めたら、そこからは医者に任せて、くよくよ思い悩まないほうがいいと言いましたが、その一方で、治療を受ける過程で、体調不良を感じるなどして治療がうまくいっていない気がするなど、**なんらかの変化や不安を感じたら、迷わず医者にそれを伝えることも重要です。**

日本人は、遠慮しがちな性質なので、〝体調が思わしくないから、この治療法は自分には合ってないのではないだろうか〟などと不安を感じたときにも、〝ここまで診てもらったのだからそんなこと言うと申し訳ないし……〟とか〝あの人の紹介でせっかく診てもらっているのだから病院を替えたいとは言いづらいし……〟などと、医者や周りの人のことを気遣いがちです。

でも、**体のことに関しては、他者への気遣いは厳禁**です。

人に気を遣って、自分の命を落としてしまってはおしまいです。

自分が生きるか死ぬかの瀬戸際で、人に遠慮する人がいるの？　と思うかもしれませんが、**医者や周りを気遣うあまりに本当は納得がいっていない治療を受け続けて亡くなっていく方も、実際にいます。**

自分がすでに受けている治療法が合わないと感じた場合は、治療の途中だとしてもセカンドオピニオンを求め、別の病院に替わりたいと思ったら医者に余計な気を遣わずそう伝える。病に嫌われるのは、それができる人です。

極端に言えば、手術を受ける当日でも、体の異変など、何かおかしいと思うことがあったら止めてしまってもいいと思います。

結婚の場合でも、本当にこの人でいいのかと疑念をもったものの、もう結婚式の日取りも決まっているから周りに迷惑をかけられないと思って結婚すると、結局、のちのち離婚することになり、そのときの傷のほうが時間が経っているぶん深いものです。

ただし、結婚はやり直しがききますが、命に関してはやり直しがききません。

他人を気遣っていると後悔をするので、病気に関しては遠慮は禁物なのです。

病に嫌われる人はこう動く
❺まとめ

受けている治療法が合わないと感じた場合は、遠慮なく医者に伝える。セカンドオピニオンを求めてもいい。

病に嫌われる人はこう動く ❻

【わがまま万歳】

治療に対しては受け身でなく、能動的になる

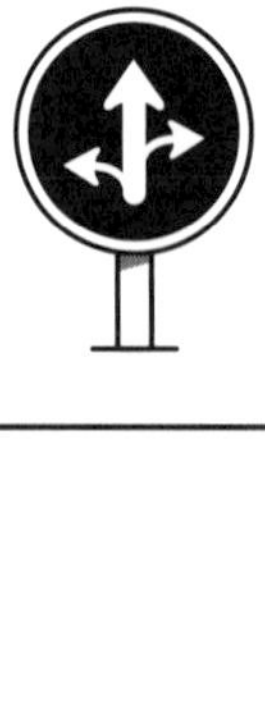

医者との付き合い方で、もうひとつ、病に嫌われるかどうかの大きな分かれ道となるのが、**医者に質問できるかどうかです**。治療を受けるときには、自分が完全に理解し、納得していることが大切です。

特に手術など難しい治療を受ける場合は、どのような方法なのか、自分で百二十パーセント理解しておくべきです。そうしないと、うまくいかなかったときに、自分が後悔することになります。

病に嫌われる人は、治療に対して受け身でなく能動的で、**わからないことは医者に積極的に質問**をします。自分で聞かなくても十分に説明してくれる医者もいますが、すべての医者が必ずしもそうではありません。

〝忙しそうだからこんなこと聞いたら悪いかな〟などと思わず、心を強くして遠慮せずに聞きましょう。

たとえば、抗がん剤治療など、体に負担がかかる治療を受けている場合、精神的にもストレスになって、どうしてもつらく感じる場合があると思います。

このようなときでも、何も言わず我慢してしまう人も多いのですが、本当につらいのに我慢する必要はありません。

この治療をこのまま受け続けたほうがいいのかどうか、主治医に質問してみましょう。

患者には、つらい、痛い、苦しいと言う権利があります。

つらくてもやったほうがいい治療なのか、ほかに何か治療法はないのかなどを質問すれば、答えてくれるはずです。

ストレスを感じたまま治療を受け続けると、自律神経のバランスが乱れて体が弱っていく一方なので、ストレスを減らす方法はないかなど、主治医に相談しながら治療を進めましょう。

病に嫌われる人はこう動く

❻まとめ

治療のことで素直な感想や質問を
医者に伝えることは
決してわがままではない。

病に
嫌われる人
はこう動く
❼

【薬は、薬にも毒にも】

薬は出されるまま飲まずに、整理する

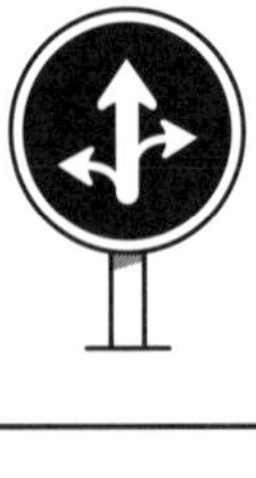

医者から処方された薬をどのように取り入れるかも、健康で長生きできるかどうかの重要な分かれ道です。

薬はなるべく飲まずに、病気は自分の免疫力を高めて治すほうがいいという考え方もあり、もちろんそうできたらよいですが、実際には、薬は効果が実証されたエビデンスのあるもので、薬を服用しながら元気に長生きしている人はたくさんいます。

要は、薬の取り入れ方の問題です。

高齢の方ほど、医者から出された薬を疑わずに飲む傾向があり、いくつもの医者にかかるうちに薬の種類がどんどん増え、10種類近くも飲んでいるというように、気づかないうちに薬漬けになっている人も多いようです。

薬を飲んでいれば何らかの副作用は出るものなので、医者に言われるがままに何種類も飲み続けていると、現在の病気以外の不調も起きかねません。

もう症状が落ち着いているのに、習慣的に出されていて、不要なのに飲み続けている薬もあるかもしれません。

特に、いろんな医者を渡り歩くドクターショッピングをしている人は、**その分、薬の数も増えやすいので要注意**です。

薬の数が増えてきたと感じたら、自分が信頼できると思う医者によく相談し、本当に必要かどうか、一度整理してもらいましょう。それも病に嫌われる大事なアクションです。

また、サプリメントも同じです。テレビなどで健康にいいと聞いたり、人にすすめられるなどして、何種類ものサプリメントを飲んでいる人もいますが、サプリメントの品質にはピンからキリまであります。

健康被害が報告されているものもありますし、現在のあなたの体調に合わないものをとってしまっている場合もあります。

広告に惑わされないようにし、サプリメントを飲む場合も、かかりつけ医に相談してから飲むようにしましょう。

また、自分を病気にしたがる人も多く、私の便秘外来にも、診察すると便秘ではないのに市販の便秘薬を飲んでいた人はたくさんいます。

自己判断での間違った思い込みは、危険ですから、とにかく医者に相談して、正しい判断を仰ぎましょう。

病に嫌われる人はこう動く
❼まとめ

考えずに習慣化している薬の服用に注意する。
不要な薬を飲み続けているかもしれない、
という意識を。サプリメントも同様。

第3章
ROUTE

生活習慣の分かれ道

病に好かれる人
病に嫌われる人

毎日の生活習慣の分かれ道

病に嫌われる人が、毎日自然にしている行動

私たちの人生は、朝から晩まで常に〝どんな行動を選ぶか〟という分かれ道の連続で、あらゆる場面でどう動くかを自ら選び取っています。朝起きたときにまず何をするか、外に出かけたときにどのように動くか、夜、家に帰ったときにどんな過ごし方をするか。

これらはすべて、ほんのちょっとしたアクションですが、日々繰り返すことで心身に大きな影響を及ぼし、病に嫌われる人生を歩めるか、あるいは病に好かれてしまう人生になるか大きく変わってしまいます。

この章では、病に嫌われる人が続けているシンプルな生活習慣についてお話ししましょう。

これらは、私の長年の医者としての経験から、**続けると健康寿命が延びると考えるルーティンです。**

いままでにもさまざまなメディアでご紹介している方法ですが、ただ、すすめてもすぐに行動に移す人と、移さない人に分かれます。

病に好かれる人は、〝健康にいいのはわかっているけれど、面倒くさいな〟などと思っているばかりで行動に移さないため、結果的に病を引き寄せてしまいます。

これに対して、病に嫌われる人は、健康にいいと聞いたら、すぐに実践する行動力を備えています。

病気は待っていてくれないことをよくわかっているからです。

ここでご紹介する方法は、誰でも今日から始められる簡単なものばかりです。

まだ病気になっていない人は予防につながりますし、すでに病気になってしまった人も、実践すれば健康の道へ復帰できる可能性が高まります。

ぜひ今日から取り入れて、この先を、病に嫌われる人生にしてください。

朝起きたらコップ1杯の水を飲む

病に嫌われる人が、毎朝必ず行っていること。そのひとつが、朝起きたときコップ1杯の水を飲むことです。

これは、私も毎朝続けている習慣です。

水を飲むという行為は、私たちの体にとても大きな影響力をもっていて、飲むタイミング次第で、体の機能を高めることができます。

そして必ず飲んでいただきたいタイミングが朝です。

朝起きたときに水を飲むことは、寝ている間に失われた水分を補給するうえで大切なのですが、さらに重要なのは、「胃結腸反射」を誘導するためです。

胃結腸反射とは、簡単に言えば、胃腸の蠕動《ぜんどう》運動を促す反応のことです。

この胃結腸反射は、コップ1杯の水を飲むことで生じます。

朝はまだ腸が動いていない時間帯ですが、このときに水を飲むと腸が目覚めます。そして胃に水の重みが加わると、胃の下の大腸の上部にまで刺激が伝わり、胃結腸反射が起こって、腸の蠕動運動が活発になり、自然な便意が誘発されるのです。水分によって便が柔らかくなり、スムーズに出やすくなる効果もあります。

便をため込まず、腸をよい状態にしておくことは、病気に嫌われるためには最も重要です。

腸は、消化と排泄を行うだけでなく、食べ物から栄養を取り込み、血液の質を決定づける重要な器官だからです。

私たちは、食事から栄養分を吸収し、その栄養を含んだ血液を全身に行き渡らせることで全身の細胞を養っています。

この血液を作るのが腸管なのですが、腸の動きが悪くなると、腸内で

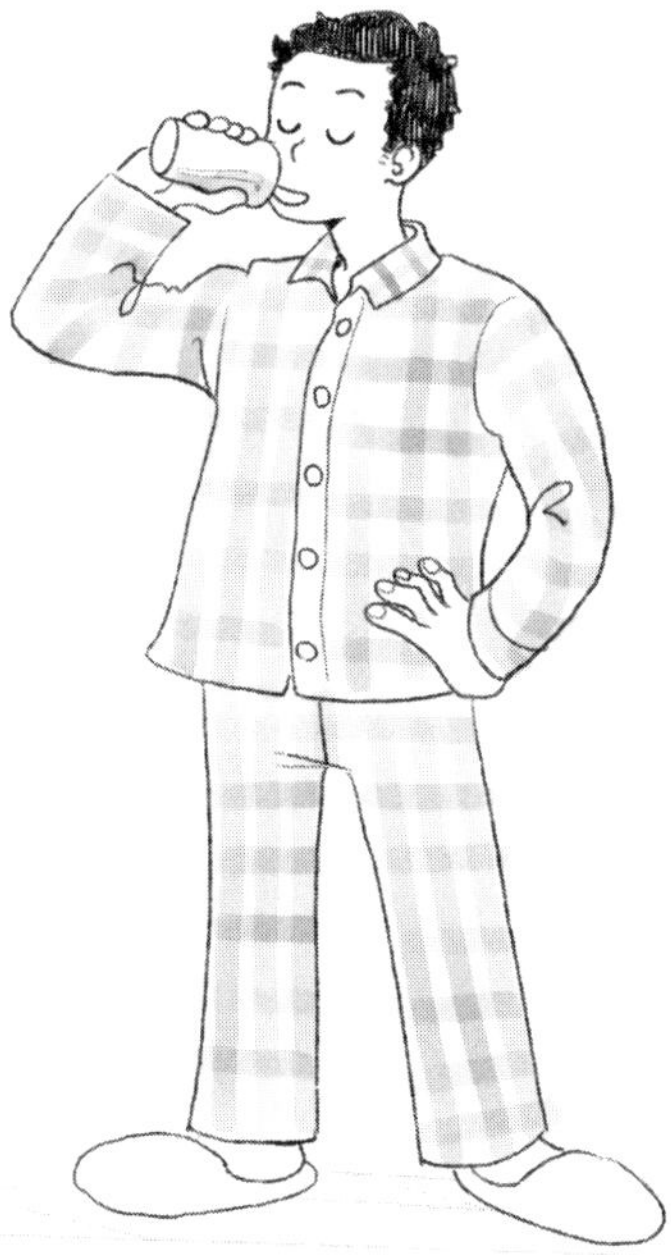

コップ1杯の水を一気に飲むのがポイント

胃結腸反射が起き、食べ物を受け入れる準備が整うので、朝食の消化吸収のクオリティもアップします。

うっ血が起こり、血流が悪くなります。すると腸から必要な栄養素を十分に吸収できず、汚れた血液しか作れなくなるため、栄養素が細胞に運ばれにくくなります。そのため、全身の不調につながります。

このような事態を防ぐためにも、毎朝コップ１杯の水を飲んで腸の動きを活発にしていただきたいのです。

朝に水を飲むことのメリットはそれだけではなく、副交感神経を刺激することもできます。

自律神経の交感神経と副交感神経は、一日の中でリズムをもって動いています。体を興奮モードにする交感神経は、朝から優位になり始めて、昼をピークに夕方に向かうにつれて下がっていきます。一方、体をリラックスモードにする副交感神経は、昼からゆっくりと上がり始めて、夜に向けて優位になっていき、夜中にピークとなって、明け方に向かうにつれて下がっていきます。

朝は、副交感神経優位な状態から、交感神経優位に切り替わる時間帯で、副交感神経が低下しやすくなります。このとき副交感神経が過度に低下すると、朝からイライラしやすくなるので、下がりすぎを防ぐほうがよいのですが、これに一役買ってくれるのがコップ1杯の水です。

胃も腸も、自律神経のうちの副交感神経にコントロールされている臓器なので、水を飲んで胃腸を活発に動かすと、副交感神経を刺激することができ、下がりすぎが抑えられて、自律神経のバランスが整うのです。

加齢とともに副交感神経は低下しやすくなるので、その意味からも毎朝、コップ一杯の水を飲んで副交感神経を刺激することはおすすめです。

胃にある程度の重みを与えることが必要なので、水の量が少な過ぎたり、少しずつ飲むのでは効果は得られません。

コップ1杯程度（200〜250㎖）を一気に飲むようにしましょう。

簡単な方法なので、ぜひ習慣にしてください。

毎朝、朝食を抜かずにとる

毎日、朝食を食べるか食べないかは、病に嫌われるかどうかを決定づける大きな要素です。

病に嫌われる人は、朝食を決して欠かしません。

これは当たり前の習慣だと思う人もいると思いますが、朝食をとらない人はとても多いようです。

朝食をとることも、朝にコップ1杯の水をとるのと同様に、腸の蠕動運動を促し、排便をスムーズにする効果があります。

朝食をとることの効果は、それだけではありません。

昨年、「時計遺伝子」を発見し、そのしくみを解明したアメリカの3人の博士が、ノーベル生理学・医学賞を受賞したことはご存じの方も多いと思いますが、朝食は、この時計遺伝子と深い関わりがあります。

人間の体には、朝になると目覚めて、夜になると眠くなるといったことに代表される「体内時計」が備わっていますが、時計遺伝子とは、この体内時計をコントロールするたんぱく質を作る遺伝子のことです。

時計遺伝子には、自律神経のリズムを整える働きがあるほか、ホルモンの分泌を正しくするなど、私たちの健康を維持するうえで重要な働きがあります。

ですから病に嫌われるには、時計遺伝子を正しく働かせることが大切ですが、これは朝食をとることで叶います。

人間の体内時計は、一日約25時間周期でリズムを刻んでいますが、これは地球の自転周期の24時間周期とずれています。そのため毎日体内時計を地球の自転周期に合わせないと、どんどんずれが大きくなり、時差ぼけのような状態になってしまいます。

この**体内時計のずれをリセットできるのが、朝日を浴びることと、朝食をとることです。**

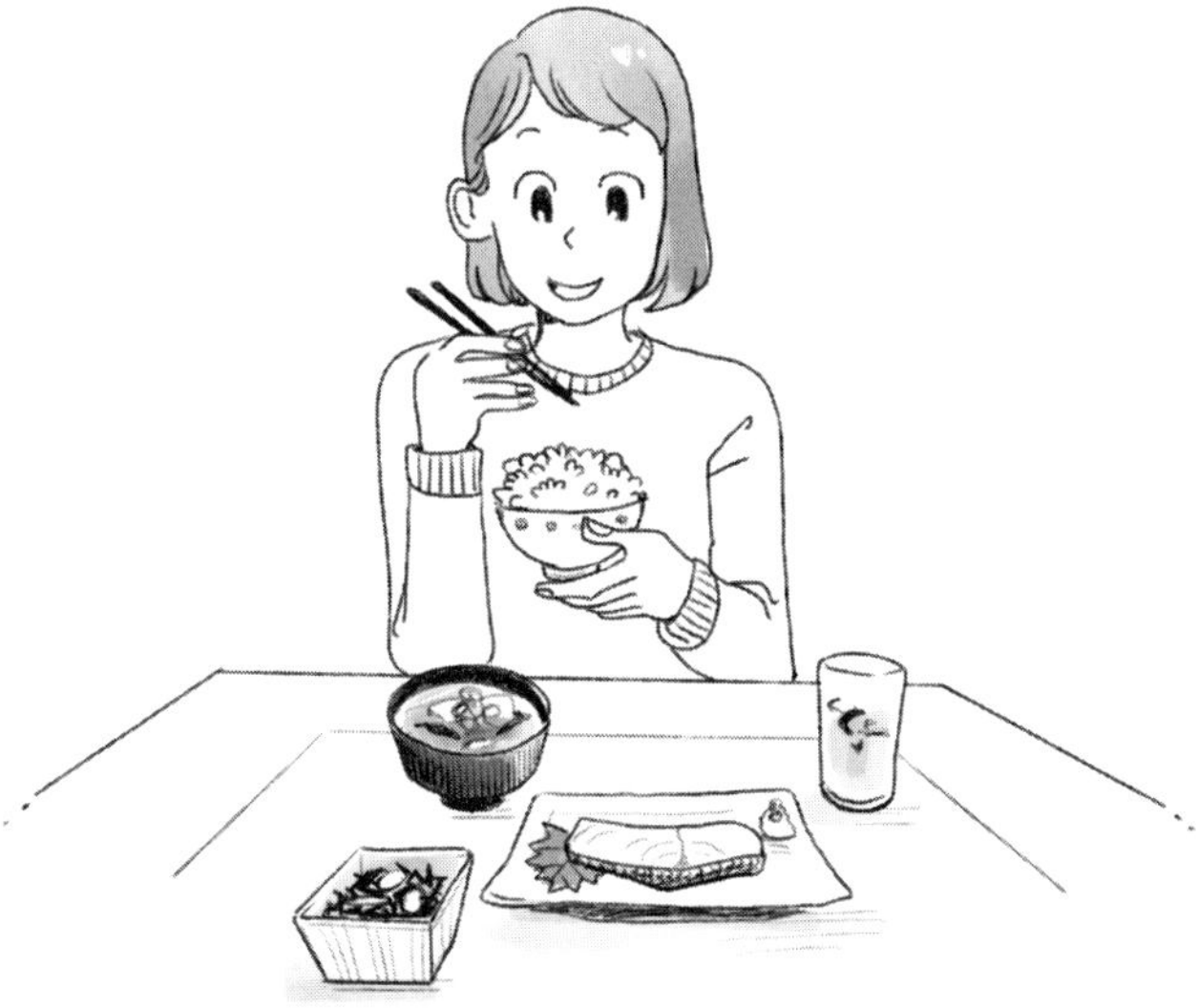

朝食を抜かずにとる

朝食では、たんぱく質や、良質の脂質、炭水化物、野菜などをバランスよくとるのがおすすめです。納豆やヨーグルト、漬物、味噌汁などの発酵食品をとるのも◎。

目覚めて、朝日を浴びるとその刺激が脳にあるメインの時計遺伝子に伝わり、それを合図に体内時計が24時間周期にリセットされます。

さらに朝食をとると、内臓や細胞ひとつひとつにある、末梢の時計遺伝子もリセットされ、これによって完全に体内時計のリズムが整い、一日の活動を始めることができます。

朝食を抜くと、末梢の時計遺伝子がリセットされないままなので、脳は目覚めていても、体は寝ている状態になってしまい、日中の活動のパフォーマンスが上がりません。ですから、朝食は抜かずにとったほうがいいのです。

時計遺伝子を活性化するには、空腹の時間を長くとるほうがいいので、夕食はなるべく早めに済ませて、朝食までの時間を長くすることもポイントです。

また、朝食の内容も大事で、肉や魚、卵などに含まれるアミノ酸や、オリーブオイルや青背の魚などに多く含まれる良質の脂質、ごはんやパンなどに含まれる炭水化物、野菜などに多く含まれるビタミンやミネラルなどをバランスよくとるとよいことが研究によりわかっています。

バナナ1本食べるだけでも、食べないよりはましですが、時計遺伝子の活性化は、絶食していた時間と朝食の量、質に比例するので、それなりの量をしっかりとるほうが効果的です。

このようなポイントに注意して朝食をとれば、時計遺伝子が正しく働き、毎日を生き生きと過ごせます。

朝食をしっかりとるほうが太りにくいこともわかっているので、必ず抜かずにとってください。

いままで朝食を抜いていた人は、朝食をとることで体は必ず変わります。

私の患者さんでも、朝食をとるようにしたら、それだけで体調がよくなってしまった人がいます。

朝食をとって一日が元気に過ごせることで性格まで変わると言っても過言ではありません。

何はなくとも朝食をとることは、毎日のルーティンにしてください。

30分早起きをする

最近、体力がなくなり、気力も落ちてきた……。

これは、不規則な生活からくる自律神経の乱れが原因の可能性があります。このような人は、朝、目覚まし時計を外出する直前の時間にセットし、ギリギリまで寝ているのではないでしょうか？

これでは一日がすべて悪い方向に進みます。

朝、時間に追われてバタバタと慌ただしく動くと、朝食をとる時間もなくなりますし、交感神経が過剰に優位になってしまいます。

ストレスが多い現代人は、普段から交感神経が優位になっていることが多いので、副交感神経をときどき優位にする必要があるのですが、朝にバタバタ過ごすとその機会を失い、一日中、交感神経優位な状態が続き、血流の悪い状態で一日を過ごすことになってしまいます。

そんな一日にしないためにも、朝は余裕をもって過ごすことが大切で、そのためにも早起きをすることです。**早起きするかどうかは、毎朝あなたが一番最初に直面する、病気に嫌われるか好かれるかを決める分かれ道です。**

早起きといっても、今までより30分早起きするだけでも構いません。早起きをすれば、朝から一気に交感神経優位になることなく、ゆっくりと副交感神経から交感神経に切り替えることができ、その日の自律神経のバランスが整います。

ギリギリまで寝ていると、朝食をとる時間もなくなってしまいますが、早起きをすれば、しっかりと朝食をとることもできます。

もちろん30分といわず、1時間でも2時間でも早起きして構いません。

時間に余裕ができれば、朝にウォーキングをしたり、新聞や好きな本を読んだりと自分の時間をもつことができ、朝から充実感が得られま

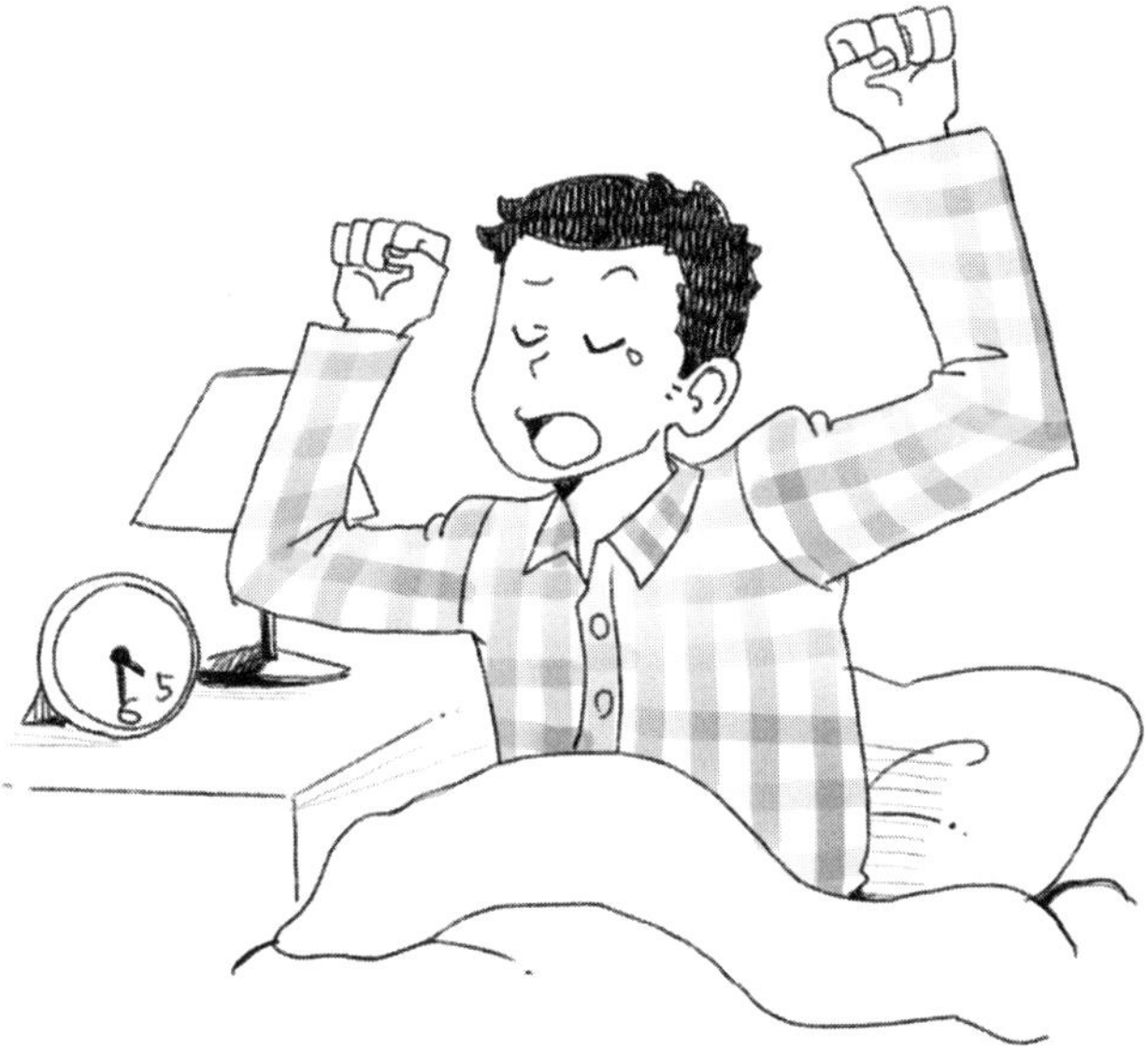

30分早起きをする

早起きをすると、体内時計がスムーズにリセットされ、時計遺伝子の働きが活性化し、自律神経も整います。週末も朝寝坊をせず、なるべく平日と同じ時間に起き、リズムを規則正しくするのが理想的です。

す。

私は、週1回は、朝4時に起きる日を作っています。まだ外が暗い時間に、丁寧にコーヒーをいれて、ゆっくりと味わい、その日の予定を確認するなどして、ゆったりと過ごします。

出勤までの2時間に、一日休んだかのようなリフレッシュ感が得られて、気分よく一日を始めることができます。

〝早起きは三文の徳〟と言いますが、実際、メリットだらけなのです。

朝早く起きるために、夜更かしをしないことも心がけましょう。

毎日必ず体重計に乗る

毎日体重計に乗ることも、病に嫌われる人が欠かさない習慣です。体重は、食生活を含めた、現在のあなたの生活のすべてを映し出す鏡です。

朝だけでもいいですが、できれば朝と夜の2回体重計に乗るのが理想的です。

そうすると、そのときの腸内環境の状態をチェックできます。**腸内環境が整っていれば、寝ている間にもエネルギーは消費されるので、夜より翌朝は1kgほど体重が減ります。**

体重が変わらなかったり、朝のほうが重くなっていた場合は、食べすぎなどで腸に負担がかかり、腸内環境が悪いことを示しています。その場合、食事量を控えめにするなど、自分で調整しましょう。

体重が1週間に2kg以上増えた場合は、食べすぎや運動不足、あるいはストレスや不規則な生活で自律神経が乱れていることが考えられます。

体重が増えると、体型がくずれるだけでなく、生活習慣病を招き、命を縮める原因にもなります。

ですから体重が増えていたら、自分で思い当たる原因を考え、それを改善し、すぐに体重を戻しましょう。

逆に、1週間で2kg以上も体重が減ってしまったら、体のどこかで不調が起こっているサインです。早めに病院に行ってください。

このように体重を管理すれば、自分の体の状態を知ることができ、肥満や病気を未然に防げます。

私自身、常に体重管理をしているので、高校の頃から、まったく体重が変わっていません。

ただし、体重の増減に過度に神経質になりすぎる必要はありません。

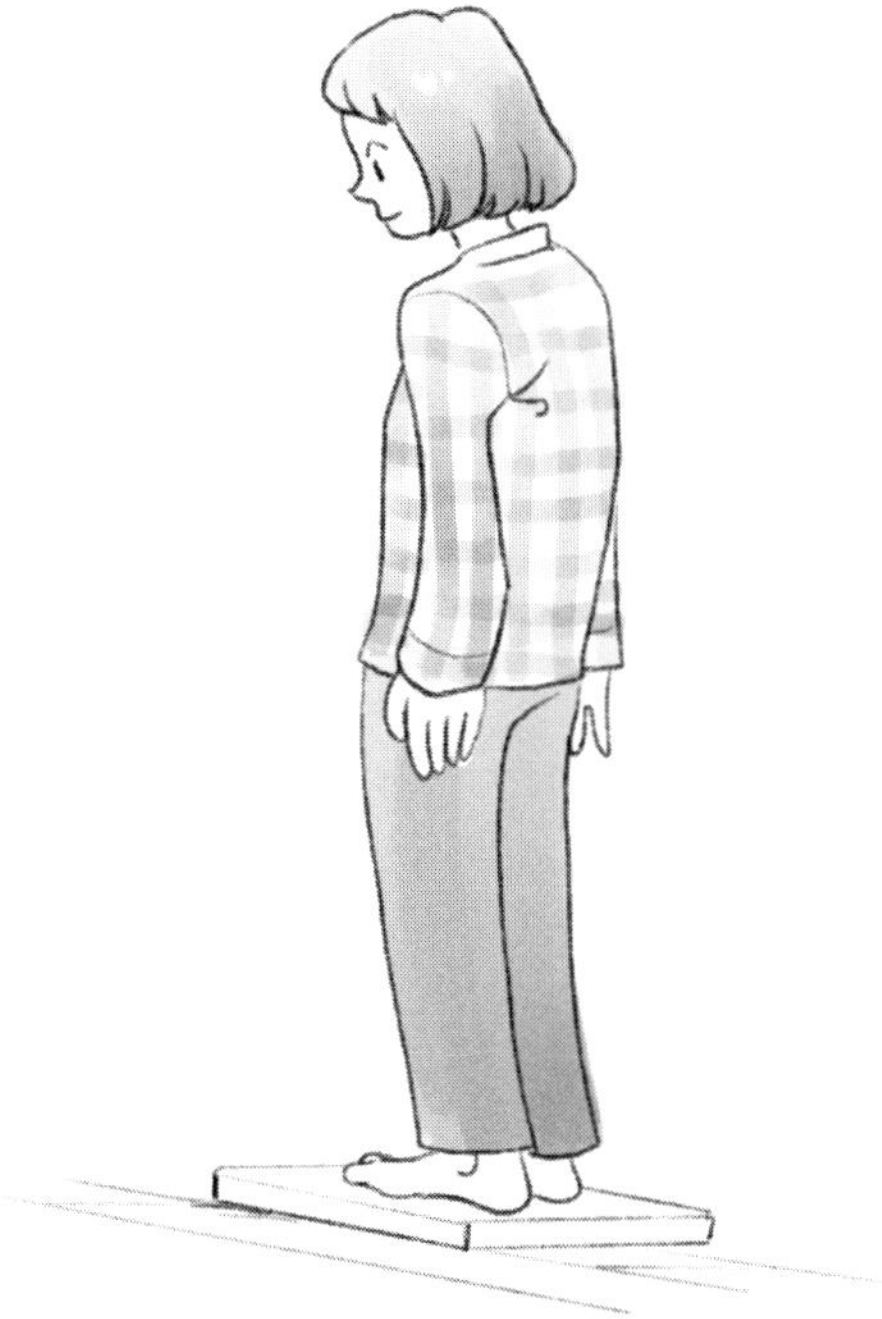

毎日必ず体重計に乗る

体重計に乗る行為は日常生活の中で唯一、そのときの自分の状態を冷静に数字で見極められる瞬間。一日1回は体重計に乗り、プラスマイナス2kgを目安に体重管理を。

2kg以上増えたり減ったりしないように自分の体重を常に管理するだけで十分です。

〝健康で長生き〟のためにも、これはぜひ習慣にしてください。

食物繊維をとる

病に嫌われるために、毎日の食事で積極的にとっていただきたいのが、食物繊維です。

食物繊維は、便の材料となり、腸を動かして排便をスムーズにしてくれるので、腸内環境を整え、病気に嫌われるために欠かせない成分です。

食物繊維には、水に溶けにくい不溶性食物繊維と、水に溶けやすい水溶性食物繊維の2種類があります。

不溶性食物繊維は、お腹の中で水分を吸って大きく膨らみ、便のかさを増やして腸の蠕動運動を促す働きがあります。ごぼうやさつまいも、豆類、玄米などに多く含まれています。

一方、水溶性食物繊維は、水を含むとゲル状になり、便の水分を増やして軟らかくし、排出しやすい状態にする働きがあります。善玉菌のエサになって、腸内環境を整える働きもあります。これは、オクラや納豆、里いも、なめこなどのネバネバ食品や、押し麦、そば、にんじんなどに多く含まれます。

この2種類の食物繊維をバランスよくとるといいのですが、便秘をしている人が不溶性食物繊維を大量にとるとガスがたまっておなかが張り、苦しくなる場合があります。

ですから、便秘の人はまずは、水溶性の食物繊維をとるようにするほうが、便が軟らかくなってスルッと出るようになるのでおすすめです。

普段の食事で意識的に取り入れてください。

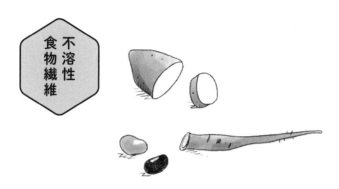

食物繊維をとる

便のかさを増やして腸の蠕動運動を促す不溶性食物繊維を多く含むのが、ごぼうやいも類、豆類、玄米など。便の水分を増やして排出しやすくする水溶性食物繊維は、オクラや納豆、里芋、なめこなどのネバネバ食品、押し麦、そば、にんじんなどに豊富。

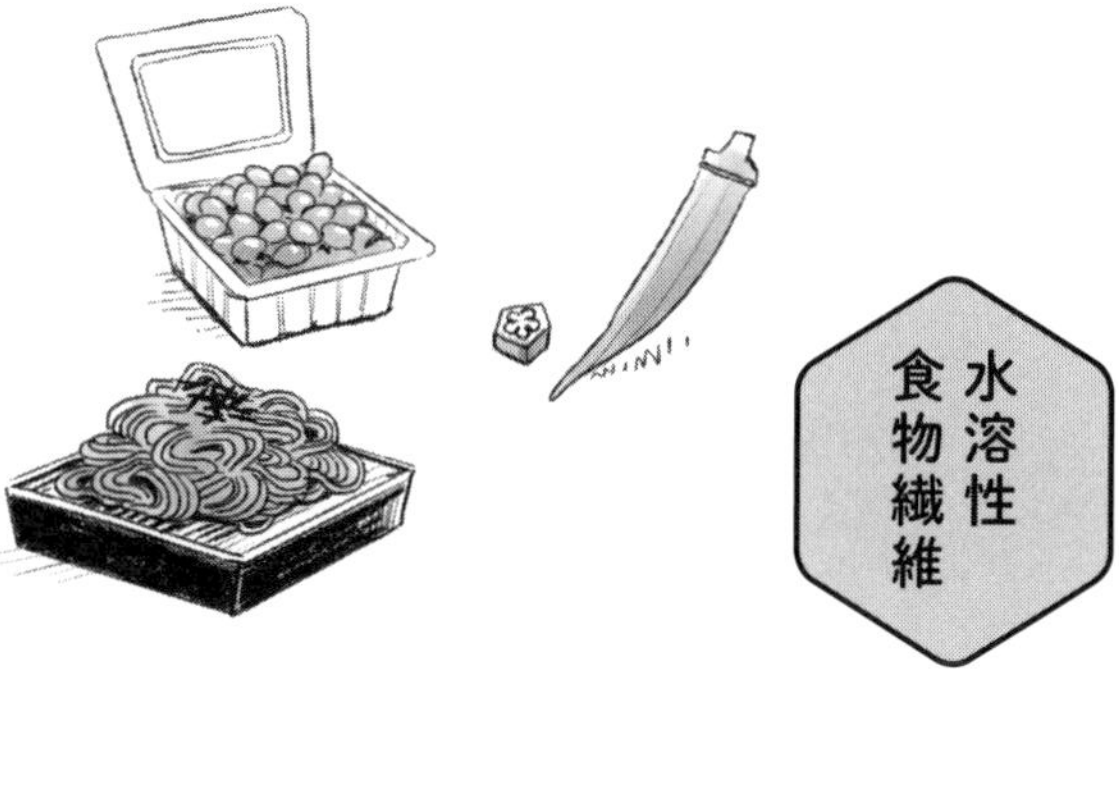

発酵食品をとる

もうひとつ積極的にとりたい、病が嫌う食べ物が、発酵食品です。発酵食品には乳酸菌が多く含まれています。

ご存じのように、腸内には、200種類以上、500兆個以上もの腸内細菌が棲み着いており、これを「腸内フローラ」と言います。腸内細菌は、善玉菌と悪玉菌と、強いほうに加勢する日和見《ひよりみ》菌に分けられ、健康のためには、このうちの善玉菌を優勢にすることが大切です。

そのためにとりたいのが乳酸菌です。**乳酸菌は、悪玉菌の繁殖を抑え、腸内フローラを整えてくれます。**

乳酸菌を多く含む発酵食品には、ヨーグルトのほか、チーズ、納豆、キムチ、味噌、漬物などがあります。

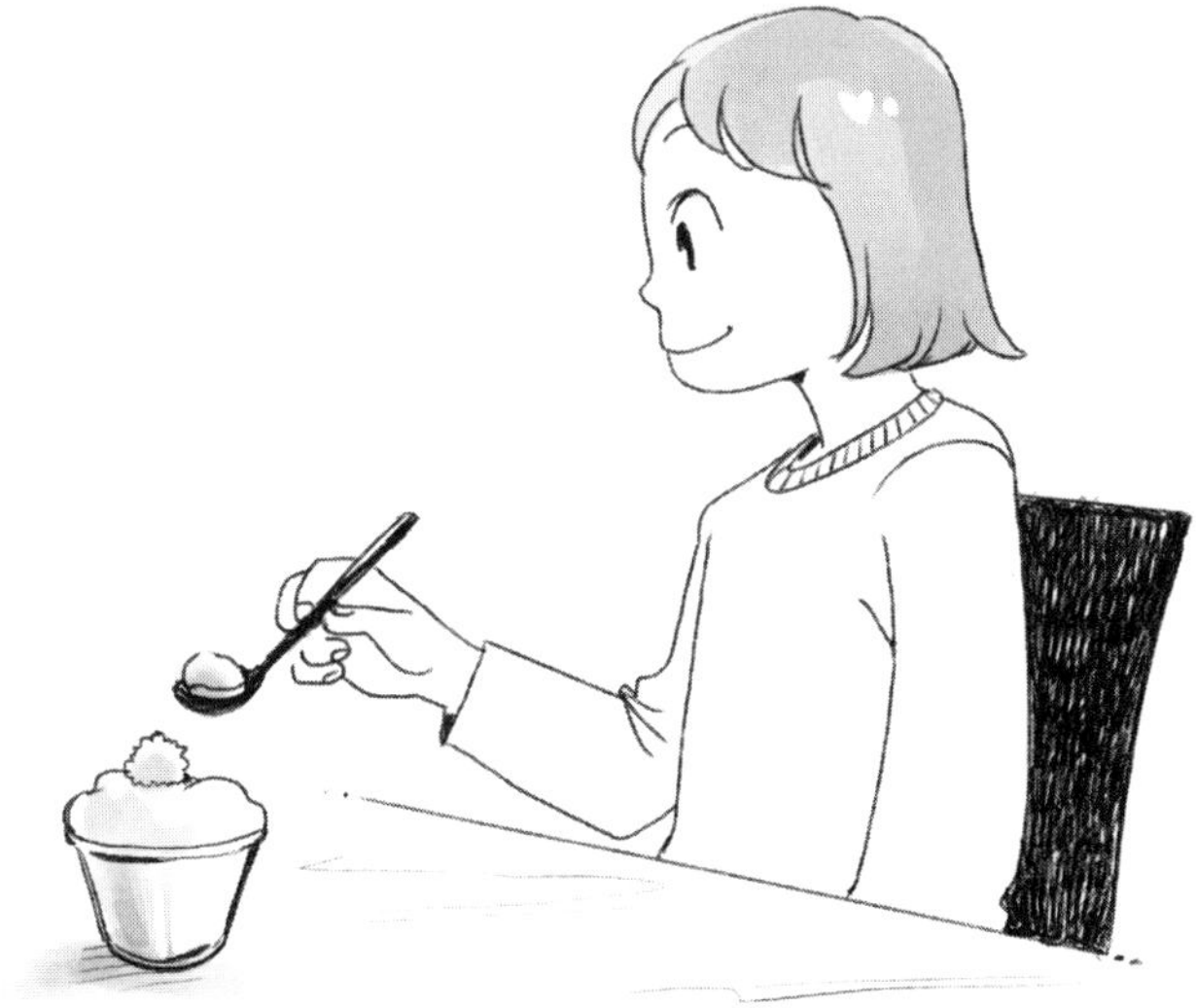

発酵食品をとる

乳酸菌を多く含む発酵食品には、ヨーグルト、チーズ、納豆、キムチ、味噌、漬物などがあります。乳酸菌は生命力があまり強くなく、便となって体外に出てしまうので、毎日続けてとることが大切です。

乳酸菌は、生命力があまり強くなく、便となって体外に出てしまうので、毎日続けてこまめにとることがポイントです。長寿の方々は、こういった発酵食品を自然と毎日の生活に取り入れています。

善玉菌のエサとなるオリゴ糖などを一緒に取り入れるのもおすすめです。オリゴ糖は、はちみつや、きな粉、玉ねぎ、豆類、いんげん、ごぼうなどに多く含まれています。

私がよくおすすめしている〝大根おろしヨーグルト〟は、食物繊維も乳酸菌も、オリゴ糖もまとめてとることができます。

作り方は、ヨーグルト200gに、大根おろしとはちみつをそれぞれ大さじ2ずつ加えるだけ。

大根おろしには水溶性食物繊維が、ヨーグルトには乳酸菌が、はちみつにはオリゴ糖が含まれ、高い整腸作用が期待できるのです。

もちろん、混ぜずにそれぞれ別にとってもいいですし、好みでほかの食品を組み合わせてもＯＫです。

腸にいい成分を意識してとることは、病に嫌われるうえで欠かせません。

お酒を飲むときは同じ量の水を飲む

お酒は、適量なら悪くありませんが、飲みすぎは病を引き寄せる最悪の習慣です。

なぜなら、**お酒の飲みすぎは自律神経のバランスをくずす**からです。

アルコールは一種の興奮剤なので、交感神経を刺激し、副交感神経を低下させる作用があります。

深酒をすると、体内に分解しきれなかったアルコールが長時間残り、その間ずっと交感神経が刺激され続け、血管の収縮も長時間続きます。

さらにアルコールが体内で分解・解毒されるときには、水分が使われるので、体は脱水状態になります。実はこれはとても危険な状態です。

血管の収縮が続くだけでも血流は悪くなりますが、そこに脱水が加わると血液の濃度が濃くなるので、血流はさらに悪くなります。

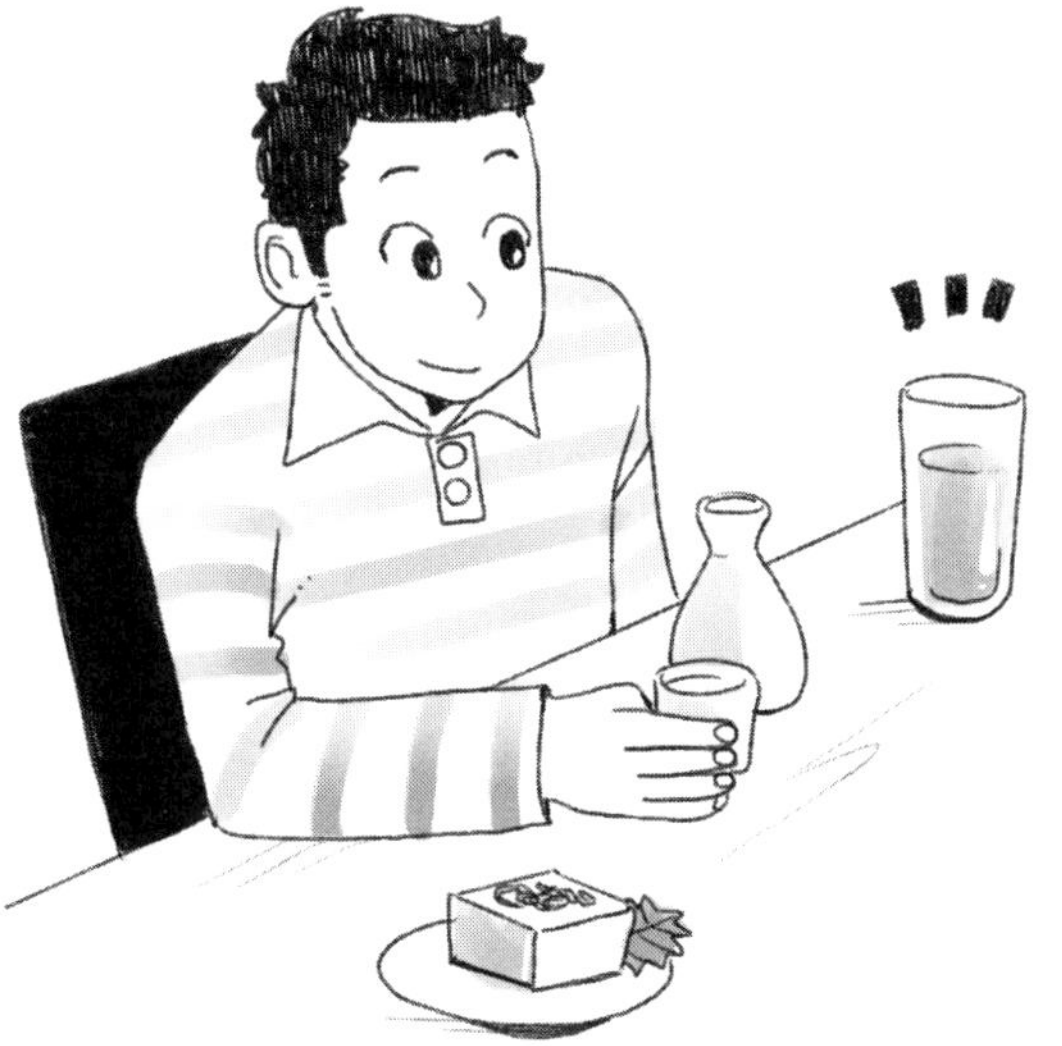

お酒を飲むときは同じ量の水を飲む

お酒を飲むと、アルコールの分解・解毒の過程で水分が使われ脱水状態に。これは血管にダメージを与える危険な状態。お酒を飲むときは必ず同量の水を飲みましょう。

このドロドロした血液が収縮した細い血管を通るとき、血管の内皮を傷つけ、血管にダメージを与えます。これがさまざまな病気の引き金になるのです。

このような事態を避けるために、お酒を飲むときに必ずしていただきたいのが、お酒と同じ量の水を飲むということです。**水を飲めば、脱水状態が軽くなり、血管のダメージも防ぐことができます。**

メリットはこれだけではありません。

お酒を飲みすぎると、気持ち悪くなって吐いてしまうことがありますが、これはアルコールによって消化器の働きを司る副交感神経が極端に低下し、腸が麻痺して動きにくくなって逆流してしまうためです。

しかし**冷たい水を飲むと、〝胃結腸反射〟が起こるので、腸の麻痺を防ぐことができます。**腸管が動いていれば副交感神経も刺激されるので、副交感神経の過剰な低下も防げます。

ですからお酒を飲むときは、同量の水を飲むことを欠かさないようにしてください。

ただ、飲酒量が多い人は、どうしても血管がつまりやすくなり、病気を引き寄せやすいことは覚えておいてください。

もちろん、飲んだ翌朝のコップ１杯の水も忘れずに。

エレベーター、エスカレーターを使わない

駅や職場やデパートなどでの移動中に、エレベーターやエスカレーターを使うか、あるいは階段を使って自分の足で上るかも、病に嫌われるかどうかを決める大きな分かれ道です。

病に嫌われるために選んでいただきたいのは、もちろんエレベーターやエスカレーターでなく階段のほうです。

そもそも病に好かれる人は、家でゴロゴロしていることが多く、運動不足気味ですが、病に嫌われる人は、毎日よく体を動かして活動的に過ごしています。

交感神経が優位になる日中に活動的に過ごすと、その反動で夜に副交感神経が優位になりやすくなり、自律神経のバランスが整い、質のよい睡眠もとれるので、病気を引き寄せないのです。

といっても激しい運動をする必要はなく、**普段の生活で、エレベータ**

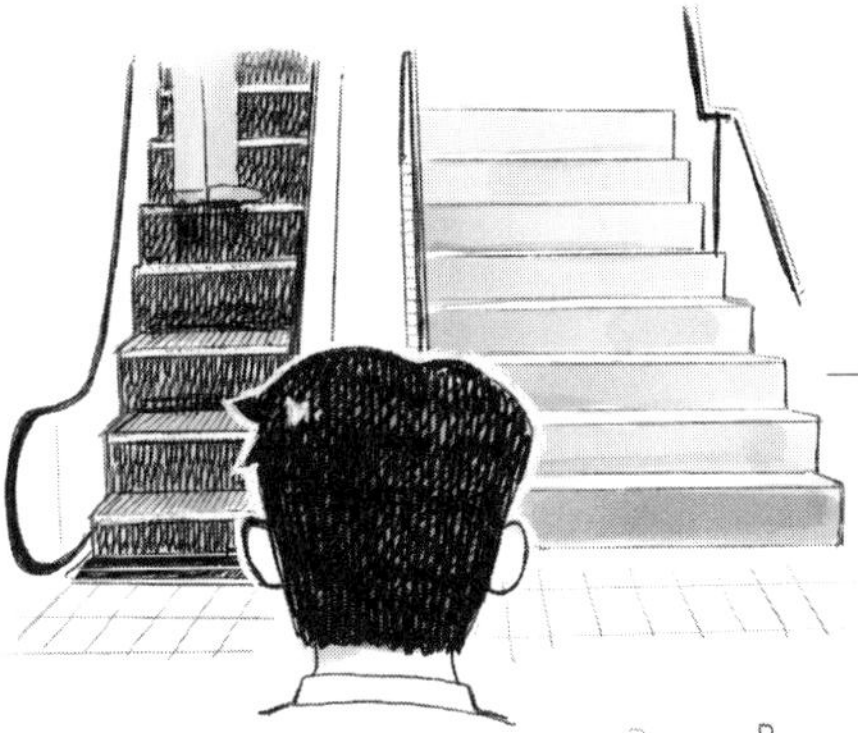

エレベーター、エスカレーターを使わない

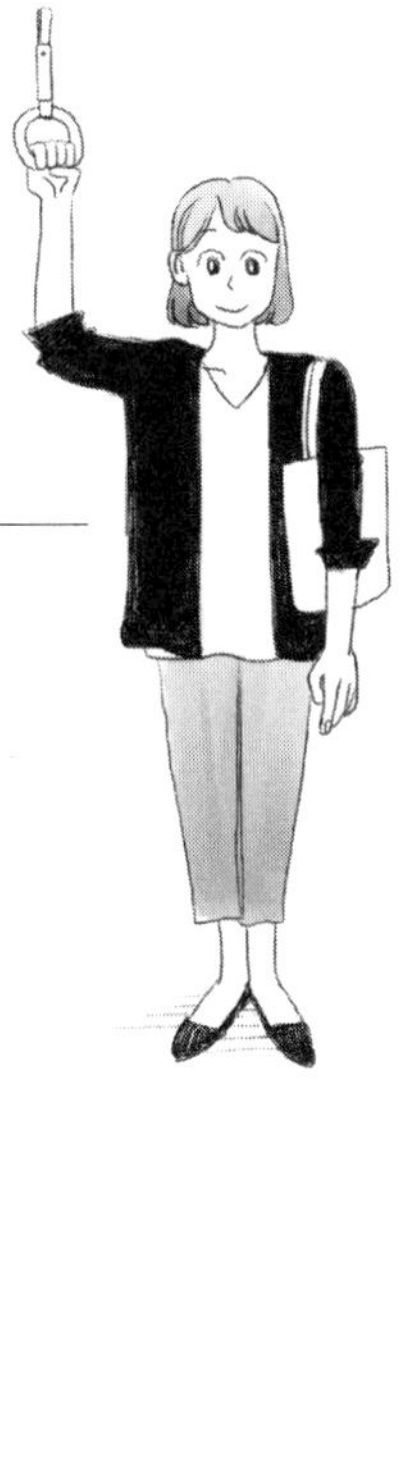

電車やバスを利用するときは必ず立つ

エレベーターやエスカレーターを使わず階段を使ったり、電車やバスで必ず立つようにすることは、外出中に手軽にできる、病に嫌われるアクション。これを続けると、体が確実に変わることを実感できるはずです。

ーやエスカレーターを使わずに階段を使うようにするということの小さなアクションだけで十分に運動量は増えます。

でも、つい使ってしまうのがエスカレーターで、1階上がる場合でも、ほとんどの人がエスカレーターを使っています。このクセをやめて、3階くらいまでなら階段を使って自分の足で上るようにしましょう。

また、電車やバスなどの中で座らないようにするのもおすすめの習慣です。立っているだけでも筋肉を使うからです。

これらは一見、些細なことに思えると思いますが、日々積み重なると、体力に大きな差がつきます。

年をとっても自分の足で歩けるかどうかも変わってきます。

病に嫌われる人は、当たり前のようにこれを習慣にしています。

あなたも今日から、始めてください。

夕食は21時までに終わらせる

夕食は、とる時間がとても重要です。

必ず、寝る3時間前までにはとり終えてほしいのです。

これは朝食を抜かずにとることと同じくらい重要な、病に嫌われる習慣です。

よく〝食べてすぐに寝ると太る〟と言われますが、これは医学的に正しく、食べてから寝るまでの時間が短いと、血糖値が十分に下がっていないまま寝ることになり、脂肪として体に蓄積されやすくなります。

また、食事をとると、その刺激で最初は交感神経が優位になりますが、その後、食べ物が消化されていき、腸が動き始めると今度は副交感神経が優位になっていき、これによって栄養素もしっかり体に吸収されます。

この夕食をとってから栄養素が体に吸収され始めるまでに大体3時間ほどかかるので、寝るまでにこの時間は確保する必要があります。

夕食が遅くなり、寝るまでの時間が短くなると、交感神経が優位なまま寝ることになるため食べ物の消化・吸収が不十分になり、便秘にもなりやすくなります。

副交感神経の働きも抑えられるため、睡眠の質も悪くなってしまいます。

夕食が遅くなると、翌朝お腹がもたれやすいので、朝食を食べたくなくなってしまうのも問題です。

ですから**夕食は就寝3時間前には済ませるのが理想的。**

朝早起きするためには、遅くとも夜中の0時には就寝するほうがいいので、その3時間前の21時には夕食を終わらせましょう。

食事をとる時間を何時にするかは、普段から意識しておかないと、な

かなか守れないものです。

夕食を21時までに済ませることを毎日の目標にして、一日のタイムスケジュールを考えて行動するくらいがちょうどいいと思います。

湯船につかる

疲れているときは、一刻も早くベッドに倒れこみたいでしょうが、このとき湯船につかってから寝るかどうかも、病に嫌われるか好かれるかの分かれ道です。

入浴の一番の目的は、体を清潔に保つことではありません。
最大の目的は、**一日の終わりに滞った血流をリカバーし、さらに体の深部体温を上げて睡眠の質を高めること**にあります。

この目的を叶えるためには、入り方が重要です。
熱めのお湯が好きな人もいますが、42〜43℃のお湯は、医学的には熱すぎます。この温度だと交感神経が急激に上がり、血管が収縮して血液がドロドロになってしまいます。汗もたくさんかくため、脱水状態にも陥りやすくなります。

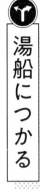

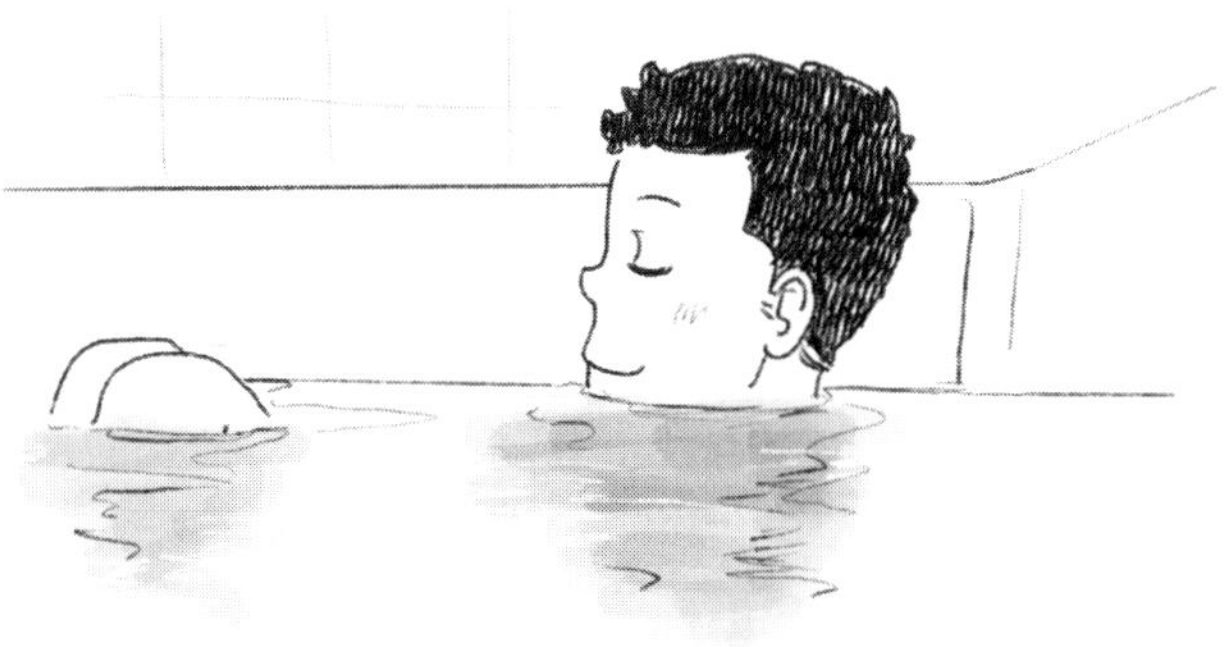

湯船につかる

手足にかけ湯をしてから、39〜40℃のお湯に約5分、首まで全身つかり、次にみぞおちまでの半身浴を約10分。上がったらコップ1杯の水を飲みます。これが副交感神経を優位にする入浴法。睡眠の質も向上します。

高齢者が自宅で亡くなるとき、その場所はお風呂が断トツで多いのですが、これは高齢者ほど熱いお湯が好きなので、脱水状態になって血液がドロドロになり、脳梗塞を起こしやすいためです。

私がおすすめするのは、以下のような方法で、これなら副交感神経が優位になります。

1 まず手足など心臓から遠い部分にかけ湯をする
2 39〜40℃のお湯に約5分、首まで全身つかる
3 次に、みぞおちまでの半身浴にして約10分つかる
4 計15分ほどで上がり、コップ1杯の水を飲む

この方法なら、体の深部体温がゆっくりと上がって、副交感神経が優位になり、血流もリカバーされ、寝つきもよくなります。

そもそも眠気は、深部体温が下がったときに訪れますが、入浴でいったん体温を上げると、1時間ほど経って体温が下がったときに自然に眠気が訪れ、入眠がスムーズになるので、寝る1時間ほど前にこの方法で入浴をしましょう。

入浴で失われた水分の補給をして、**老廃物の排出を促すために、必ずコップ1杯の水は飲んでください。**

面倒だからと、毎日シャワーで済ませている人もいると思いますが、シャワーは交感神経を優位にしてしまいます。

病に嫌われるには、入浴はマストのルーティンです。

質のよい睡眠をとる

病に好かれる人は、〝忙しくて十分に寝る時間がない〟が口癖です。

しかし、実際には本当に寝る時間がないのではなく、行く必要がない飲み会に参加したり、意味もなくだらだらと夜更かしをしたりといった理由で睡眠時間を削っているケースが多いようです。

どんなにいい健康法を実践していても、質のよい睡眠がとれていなければ効果は得られません。

睡眠時間が十分でなかったり、眠りが浅かったりと、質の悪い睡眠を続けていると、自律神経はどんどん乱れてしまいます。副交感神経のレベルが下がって血流が悪くなり、体の機能が低下してしまうのです。

それにもかかわらず、日本人の多くは睡眠が不足しています。

また、〝疲れているのに眠れない〟という人も多いようですが、これはほとんどの場合、自律神経の乱れが原因です。

前述したように自律神経は日内変動をしていて、日中は活動モードになるように交感神経が優位になりますが、夕方から逆転し始め、夜には副交感神経が優位になることで体はリラックスモードになり、スムーズに入眠できます。

しかし現代人は、寝る直前までスマホやパソコンを見ていたり、遅くまで仕事をしていたりと、夜になっても体や脳を活発に働かせているため、いつまでも交感神経が優位な状態が続き、疲れているのに寝つけないという事態に陥るのです。

自律神経が乱れると、眠りが浅くなり、夜中に何度も起きてしまうといったトラブルも起きやすくなります。

このように自ら選んで睡眠の質を下げる生活をしている人は、病から好かれ、病が寄ってきてしまいます。

病に嫌われる睡眠とは、睡眠時間と深さを確保した眠りのことです。

まず睡眠時間についてですが、長ければいいというわけではありません。

イギリスのウォーリック大学の研究では、50〜64歳では、睡眠時間が6時間未満でも8時間以上でも、記憶力と意思決定能力が下がることがわかっています。65歳以上になると、8時間を超えた人のみ、その傾向が見られたそうです。

つまり、若いうちはともかく、50歳以降では、〝寝すぎ〟には気をつけたほうがいいということです。厚生労働省でも、〝健康な睡眠時間は加齢とともに減る〟とし、最適な睡眠時間は、25歳で約7時間ですが、45歳では約6・5時間、65歳以上では約6時間としています。

ですから**中年以降は、6時間も寝れば十分**です。

そして、眠りを深くするために大事なのが、就寝前の行動です。

スムーズに深い眠りにつくには、寝るまでの時間に副交感神経を優位

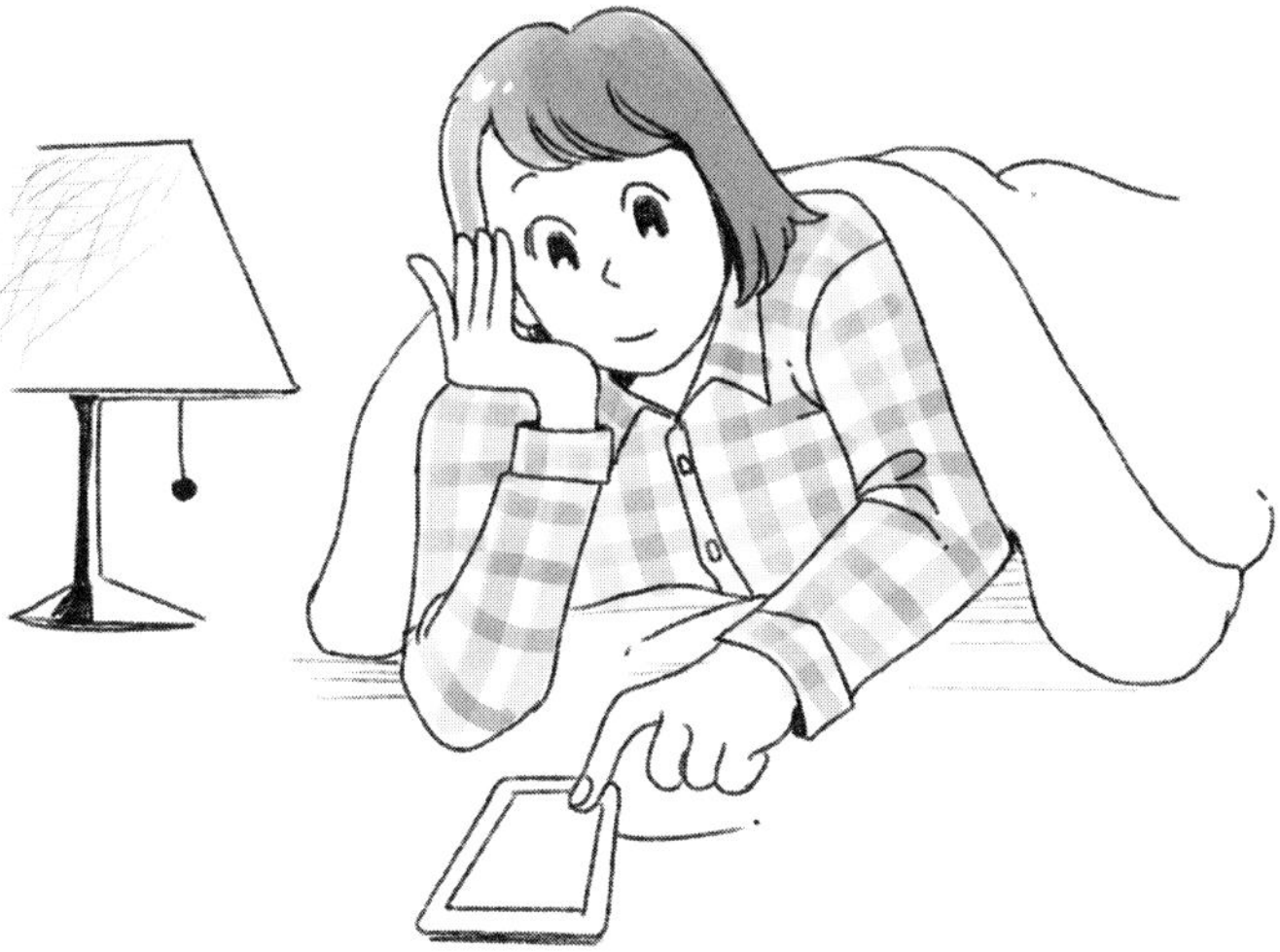

質のよい睡眠をとる

病に好かれる人が多くしているのが寝る直前までのスマホチェック。スマホの強い光は交感神経を優位にし、睡眠に決定的なダメージを与えます。少なくとも寝る1時間前にはスマホを触るのをやめ、裏返しにして置いておくなど、できる限り見ないようにしましょう。

にしておくことです。

先に述べたように、夕食を寝る3時間前までに済ませておくことは眠りを深くするために欠かせません。

また、軽くストレッチをしたり、リラックスできる音楽を聴いたり、照明を暗くし、アロマなどを焚いて過ごしたり……。こういったリラックスできる行動はすべて副交感神経を優位にしてくれます。

逆に、寝る直前までスマホを見ていたり、昼間のように明るい照明の中で過ごしたり、愚痴を言いながら長電話をしたり、熱すぎるお風呂に入ったり……。これらはすべて交感神経を優位にし、眠りを妨げる行為です。

夕方以降は、体や脳が興奮モードになるようなことは避け、副交感神経を優位にする工夫をしましょう。そうすれば睡眠の質が高まり、睡眠中の体の修復やホルモン分泌が正しく行われ、病が近寄らなくなります。

深い呼吸を意識する

病に嫌われる人は、常に心に余裕があり、精神状態も安定しているので、呼吸がゆっくりと深いのが特徴です。

呼吸は、体にとても大きな影響を及ぼします。

ゆっくりと深い呼吸をすると、副交感神経が刺激されて血管が開き、末梢まで血流がよくなります。これによって筋肉が弛緩して体がリラックスするので、心も落ち着き、心身ともに健康につながります。

一方、病に好かれる人は、ストレスを抱えて常に緊張状態なので、呼吸が浅く速くなっています。そのため交感神経が過剰に優位になり、体や脳の血流が悪くなり、病気を引き寄せてしまいます。

このような作用を理解して、呼吸はうまく活用すればよいのです。

呼吸は、唯一、自分で自律神経をコントロールできる方法です。

不安やイライラ、怒りなどを感じて呼吸が浅くなったなと感じたら、意識的に深呼吸をすればよいのです。副交感神経が刺激されて末梢まで血流がよくなり、体がリラックスし、心も落ち着きます。

たとえば、病気と診断されたり、もしかして重病かな、などと思ったとき、不安で胸がいっぱいになり息がつまるのは、呼吸が浅くなっているからです。

こんなときもゆっくりと深い呼吸をしてみてください。副交感神経がたちまち優位になって心が落ち着き、冷静に物事を考えられるようになります。

呼吸が浅い状態を続けていては、治る病気も治りにくくなってしまいます。

副交感神経を効果的に優位にできる呼吸法として、私がすすめているのが、**「1：2（ワン・ツー）呼吸法」**です。

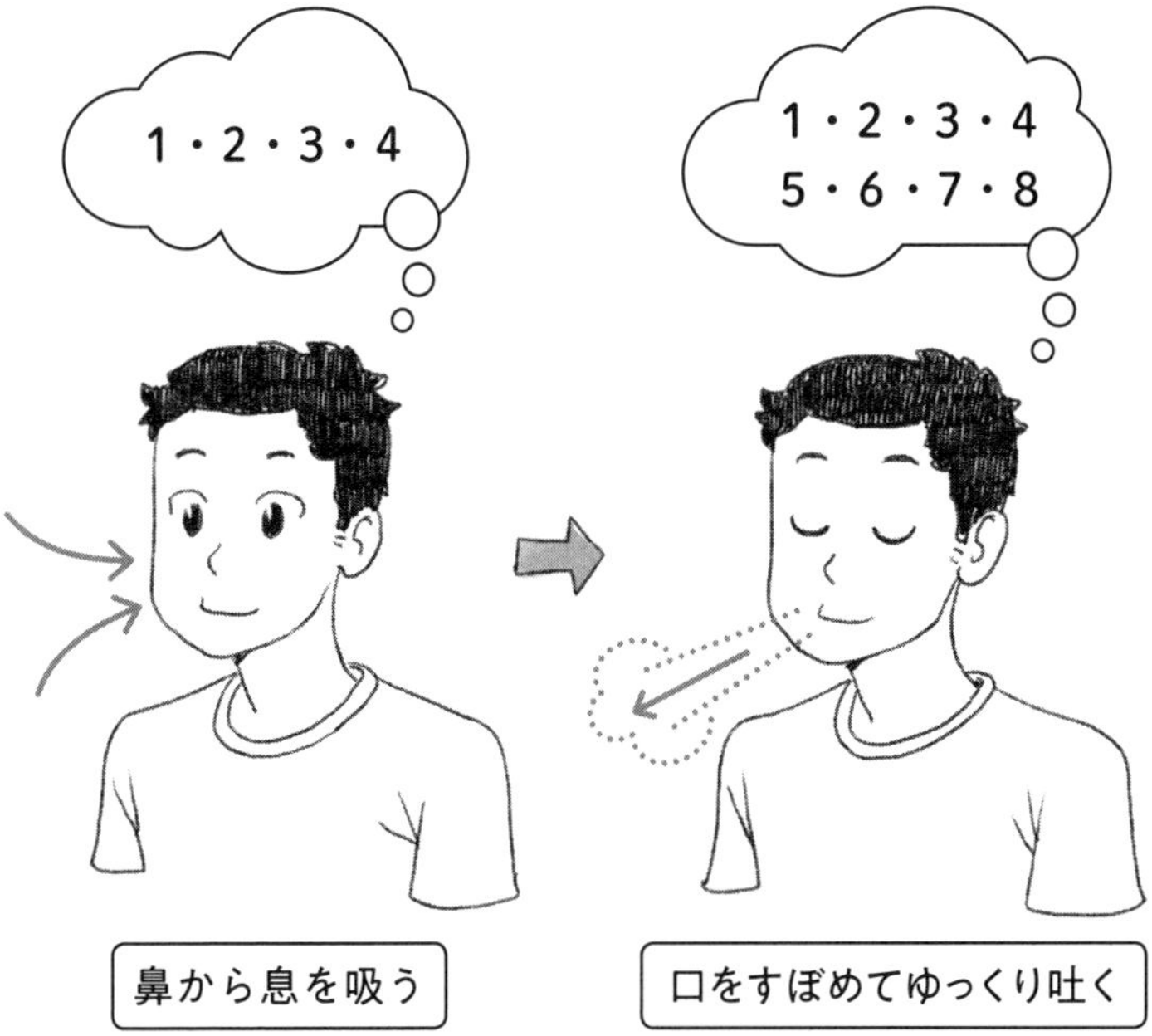

1：2（ワン・ツー）呼吸法

深い呼吸を意識する

まず3〜4秒間かけて鼻から息を吸います。次に、口をすぼめて吸ったときの2倍の6〜8秒ほどかけて息をゆっくりと吐きます。ストレスを感じて呼吸が浅くなっているのを感じたとき、この呼吸を繰り返しましょう。

3〜4秒間かけて鼻から息を吸い、口をすぼめて6〜8秒かけて息をゆっくりと吐きます。吐くほうをできるだけゆっくり長くすることが重要です。ゆっくりと長く息を吐くと、胸腔にある圧受容体という圧力を感知する部分に圧力がかかって静脈に流れる血流量が増え、副交感神経が効果的に高まります。

不測の事態が起きてパニックに陥りそうになったときや、ネガティブな思考にとらわれてしまったときなどに、1回でもいいので、この呼吸法を取り入れてみてください。

最近のあなたは大丈夫ですか？ チェックしてみましょう

病に嫌われる人が、毎日自然にしている 行動 まとめ

- □ 朝起きたらコップ1杯の水を飲む
- □ 毎朝、朝食を抜かずにとる
- □ 30分早起きをする
- □ 毎日必ず体重計に乗る
- □ 食物繊維をとる
- □ 発酵食品をとる
- □ お酒を飲むときは同じ量の水を飲む
- □ エレベーター、エスカレーターを使わない
- □ 夕食は21時までに終わらせる
- □ 湯船につかる
- □ 質のよい睡眠をとる
- □ 深い呼吸を意識する

立ち上がったときの習慣にすれば、
病気を引き寄せない！

病に嫌われる
1分体操

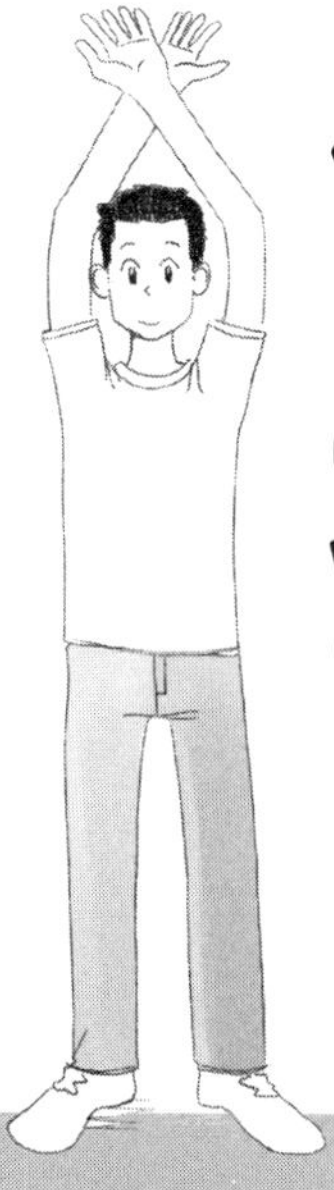

病に好かれないためには、運動をしたほうがいいとわかってはいると は思いますが、実は、きつい運動はする必要はありません。

私がおすすめしたいのが「病に嫌われる1分間体操」です。これは私が考案した、自律神経を整える効果が医学的に実証された「セル・エクササイズ」から厳選した、たった1分でできる体操です。

一般的な運動は、筋肉を鍛えることが主目的ですが、いくら筋肉を鍛えてもそれをコントロールする自律神経がきちんと働かなければ意味がありません。

「病に嫌われる1分体操」は、自律神経を整える効果があります。加齢とともに副交感神経の数値は低下し、便秘や肩こり、不眠などの不調や、心筋梗塞やがん、うつなどの病気のリスクが高まりますが、「病に嫌われる1分体操」を習慣にすれば自律神経が整い、全身のすみずみにきれいな血液が行き渡って内臓が強化され、これらの不調や病気を防げます。

腸を刺激する動きも含まれているので、腸が活性化して腸内環境が整い、便秘や肌荒れが改善しやすくなり、免疫力アップにもつながります。
さらに脳にも血液が巡って気力が充実し、心身ともに健康になります。

「病に嫌われる1分体操」は、座り仕事が続いて立ち上がったときは必ず行うといったように、自分でタイミングを決めてこまめに取り入れるのがおすすめです。また寝る前にも1回行うようにしましょう。

ゆったりと楽にできる動きなので、高齢の方や、運動が苦手な人、体力に自信がない人でも無理なく続けられます。

「病に嫌われる１分体操」
５つのステップ

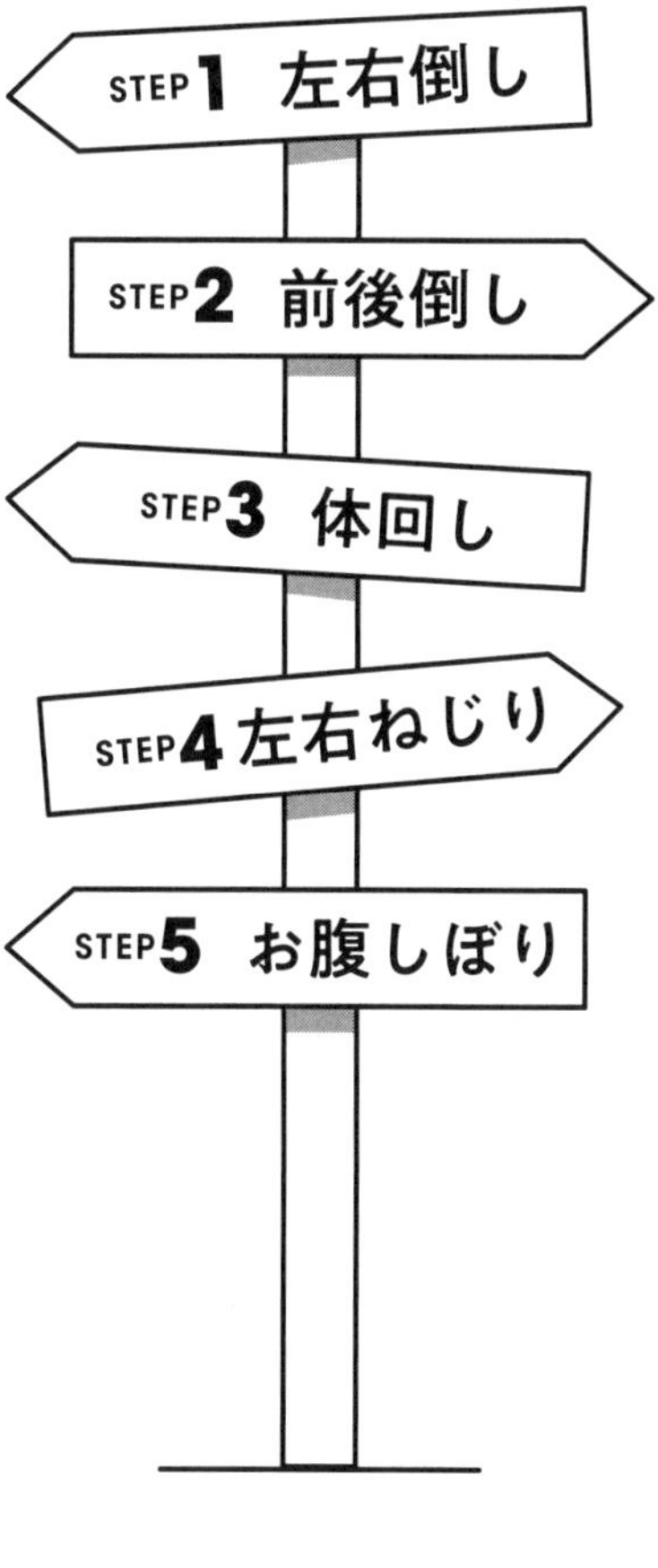

STEP 1 左右倒し

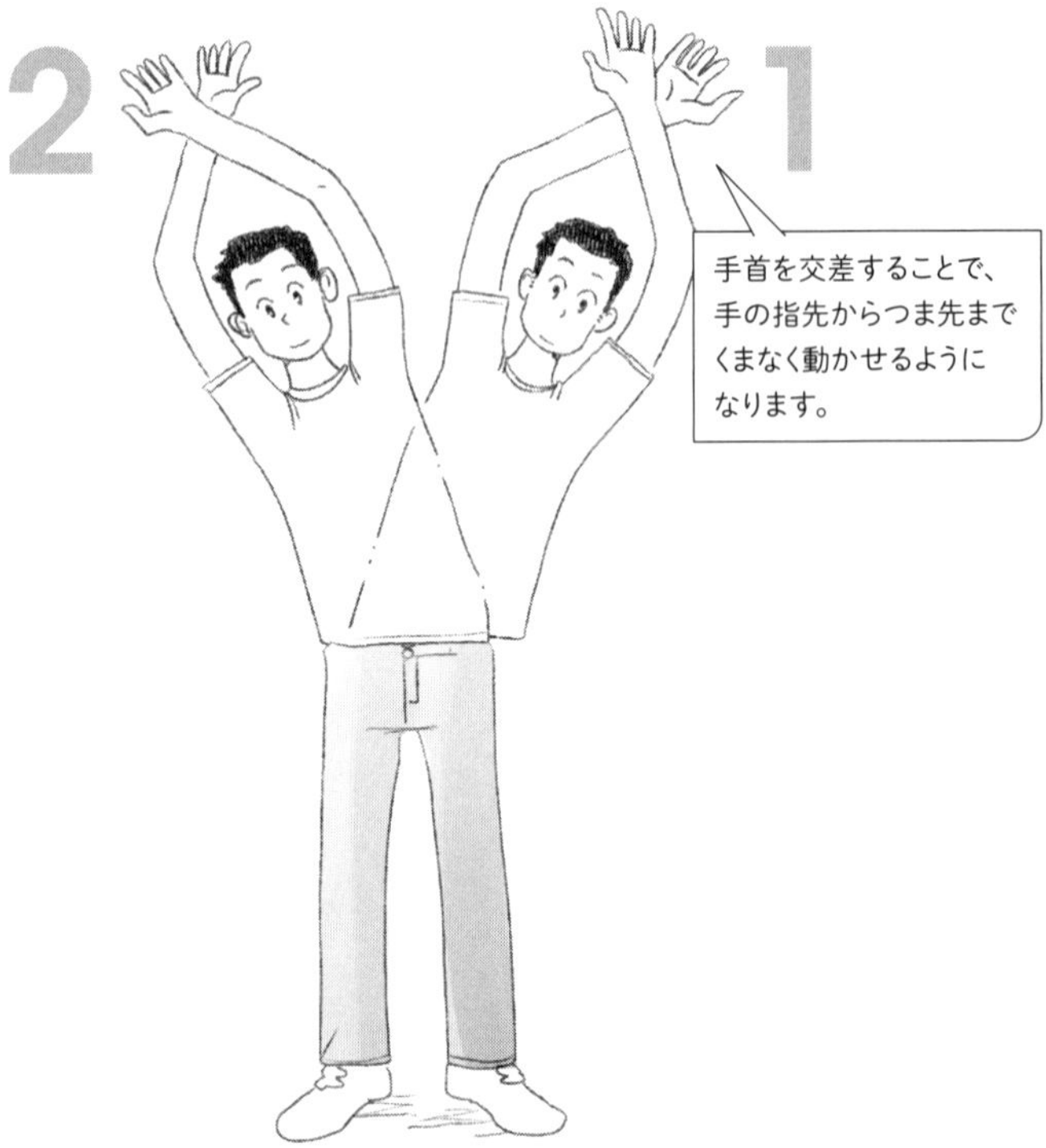
2
1
手首を交差することで、
手の指先からつま先まで
くまなく動かせるように
なります。

1 足を肩幅に開き、まっすぐに立ち、両腕を上げて、手首を頭の上で交差させます。ゆっくり呼吸しながら全身を上に伸ばしたら、体を左に倒します。
腰の右側をしっかりと伸ばしましょう。

2 次に1に戻り、今度は体を右側に倒します。
腰の左側を伸ばしましょう。

1、2をワンセットで3回

STEP 2 前後倒し

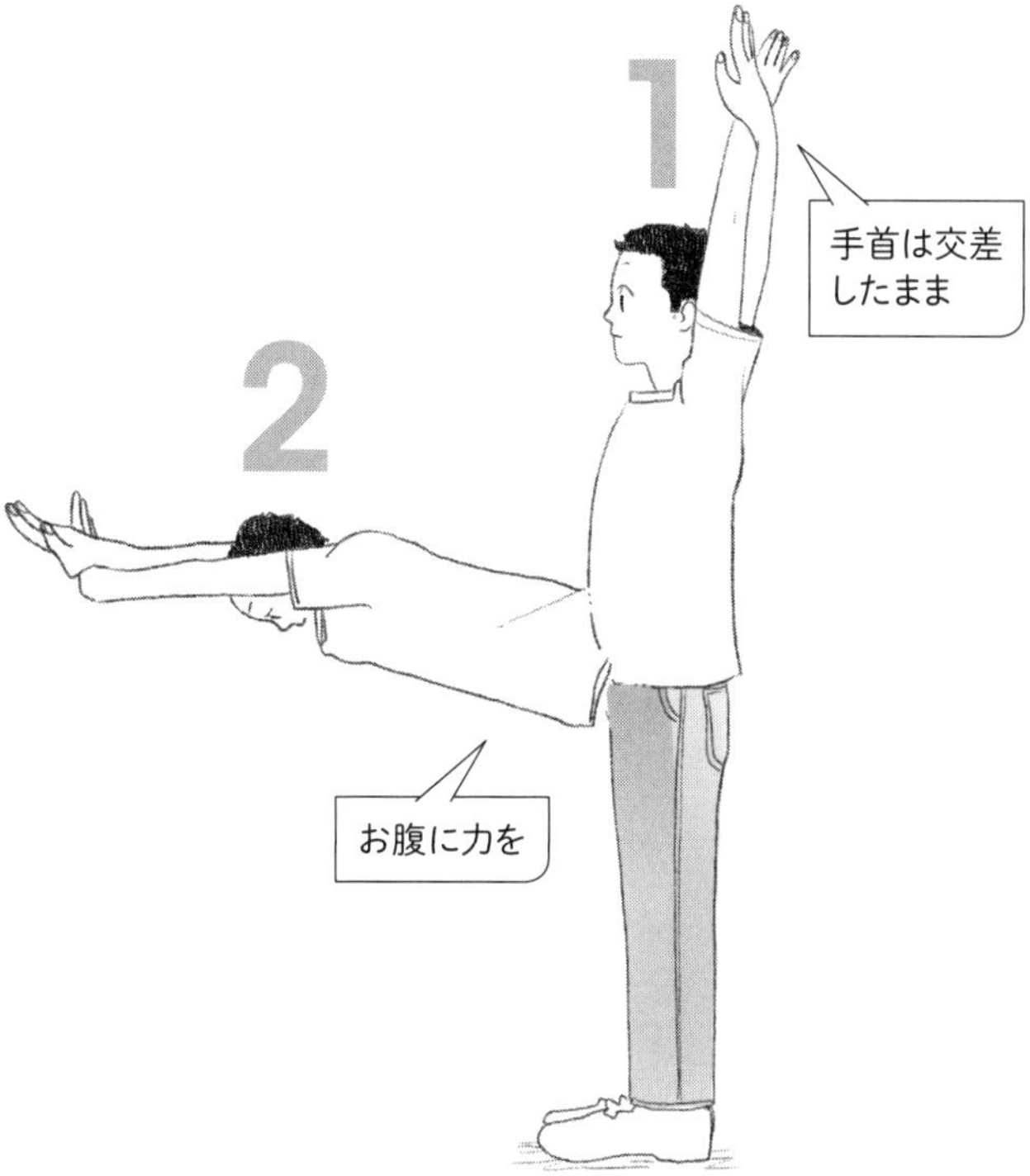

1 足はSTEP1と同じく肩幅に開く。ゆっくり呼吸しながら、全身を上に伸ばし、息を吐きながら、お腹に力を入れて上体を前に倒します。**倒せる位置まで倒せばOK**。

2 上体を起こして元に戻ります。

1､2をワンセットで3回

STEP 3 体回し

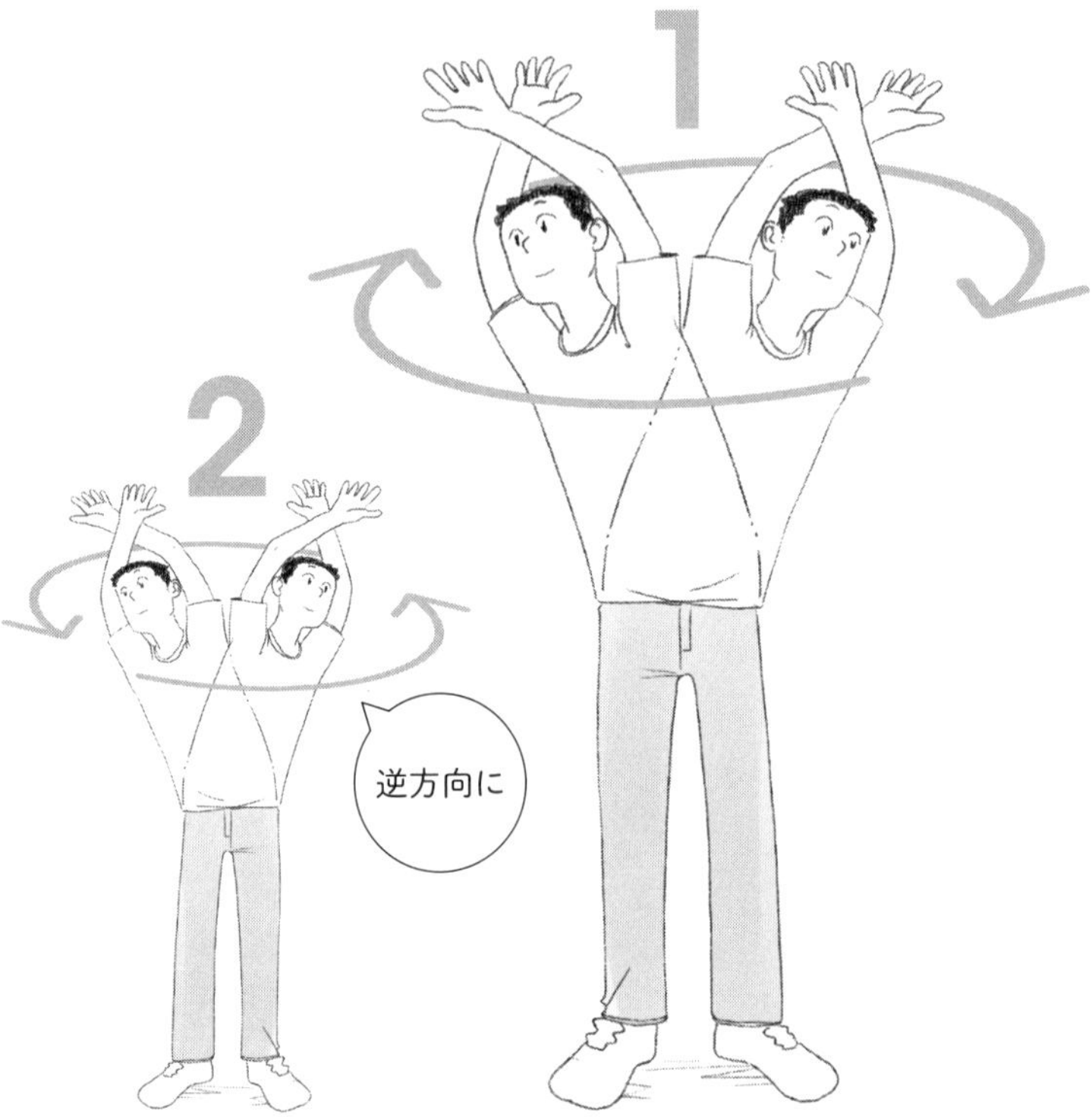

1 STEP1、2のポーズのまま、ゆっくり呼吸しながら上体を左回りに円を描くように回します。これを３回。

2 ゆっくり呼吸しながら上体を右回りに1と同じように回します。これを3回。

1､2を各3回

STEP4 左右ねじり

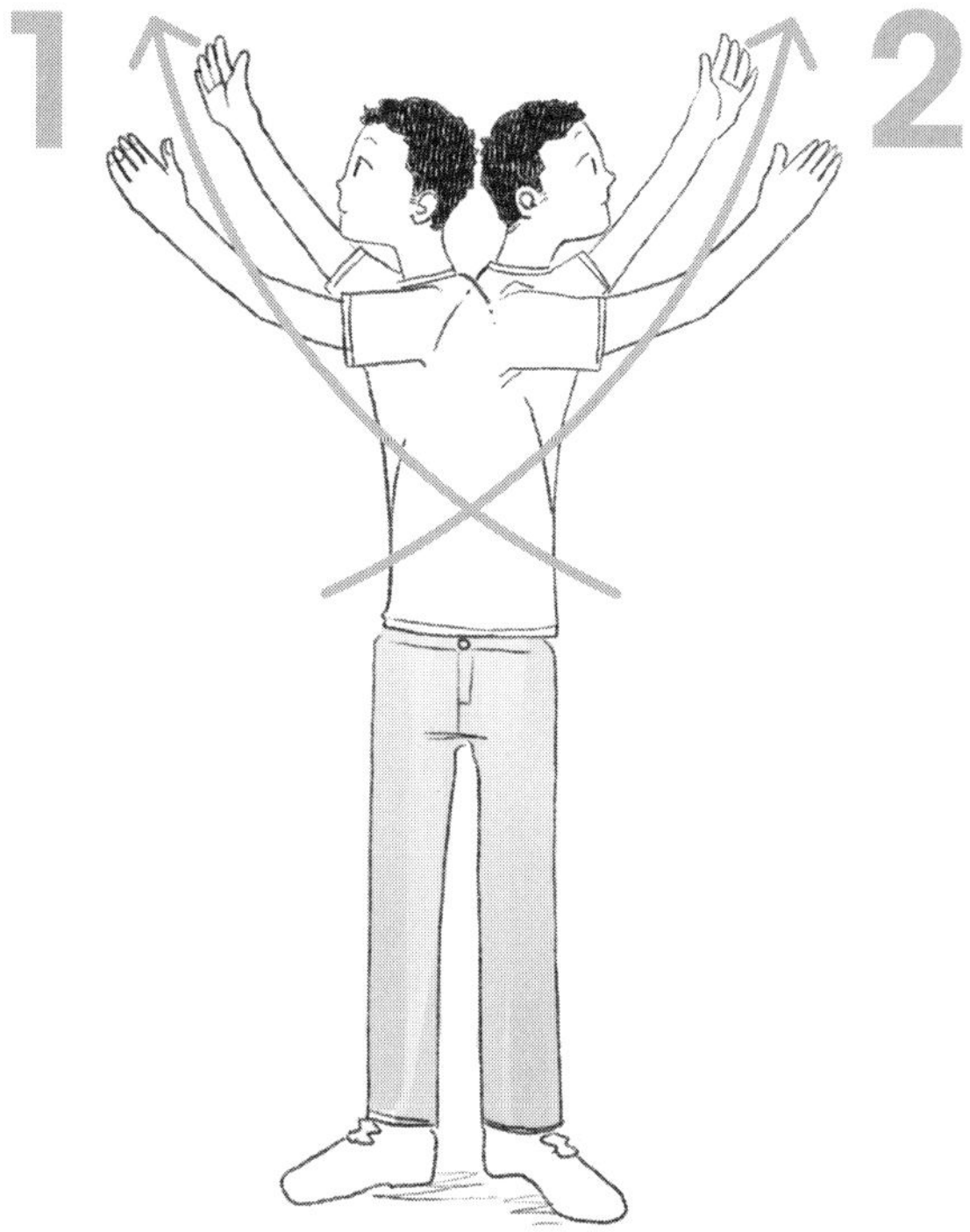

1 両腕を肩から下にまっすぐに下ろし、ゆっくり呼吸しながら
両腕を左下から右斜め上に大きく振って、体を右にねじります。

2 1の勢いをいかして
今度は反対の左斜め上に大きく振り、体を左にねじります。

1、2をワンセットで3回

STEP5 お腹しぼり

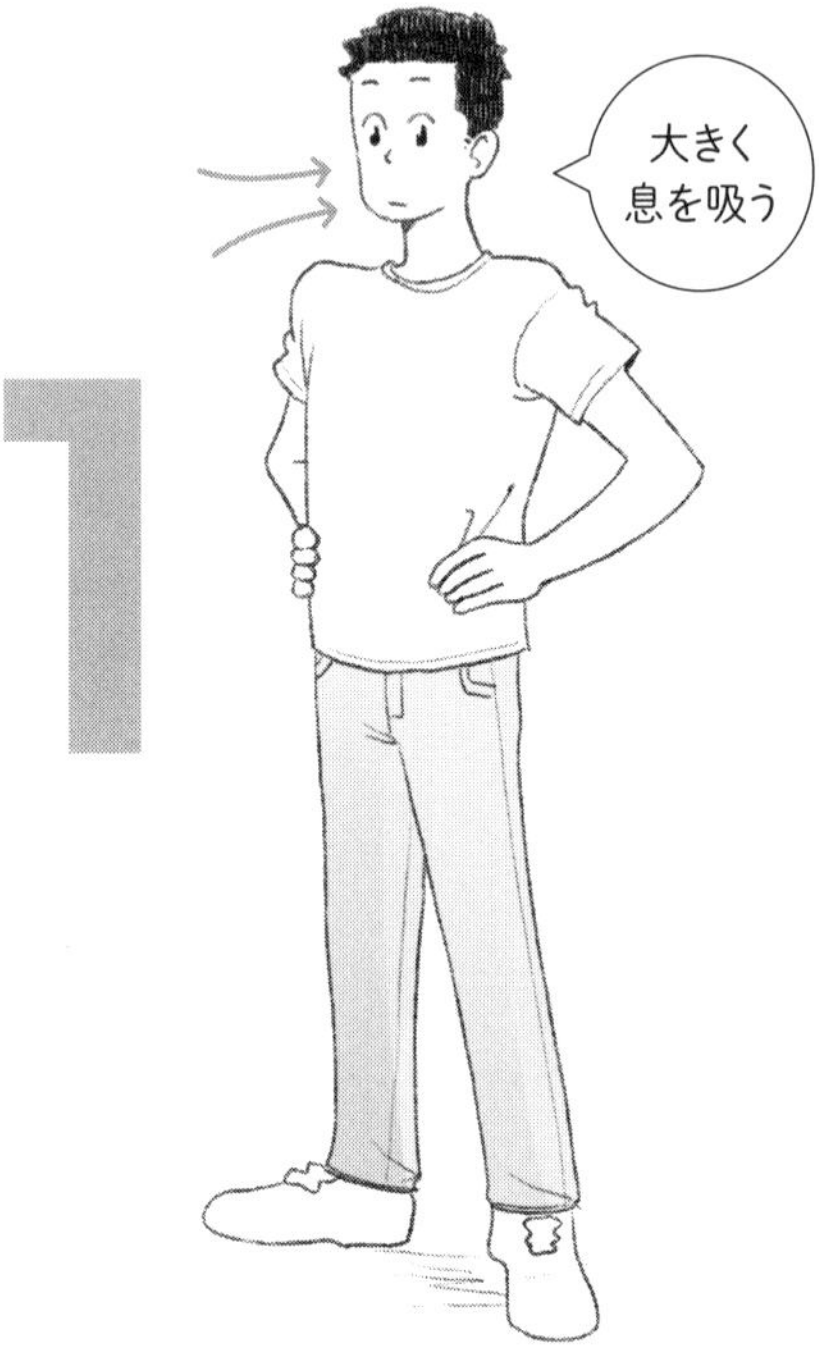

1 両手で肋骨のすぐ下をつかみ、全身を伸ばしながら軽く体を反らし、同時に息を大きく吸います。

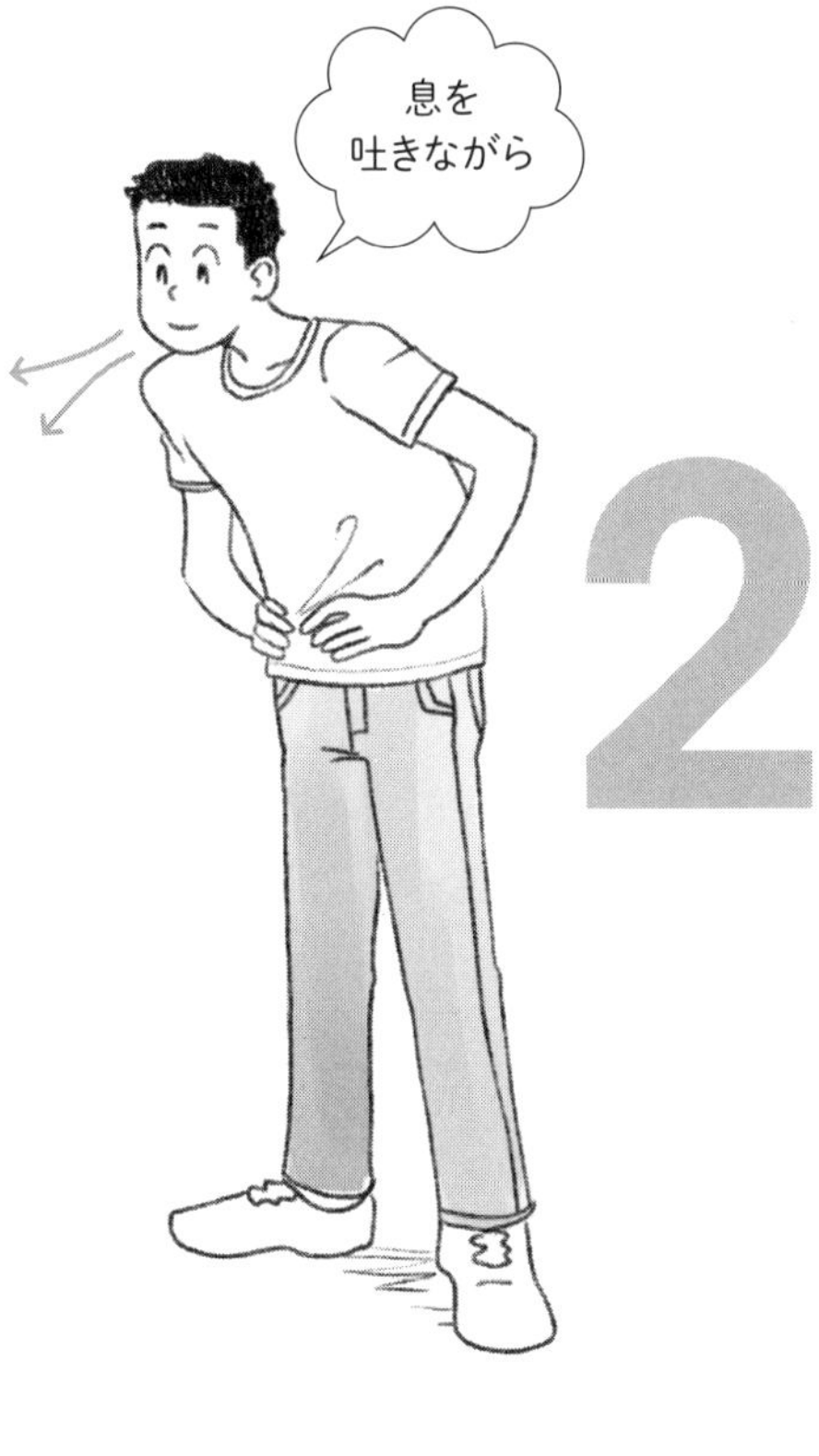

2 **わき腹の肉をおへそに集めるイメージ**で手でお腹をギュッとしぼり、同時に上体を前に倒します。
お腹をしぼるときは**手の力を緩めずにしぼりましょう。**

1、2をワンセットで3回

第4章
ROUTE

病に好かれる人
病に嫌われる人

思考パターンの分かれ道

思考パターンの分かれ道

思考が健康に与える影響は絶大

病気になってしまう原因というものは複合的で、原因がたった一つということはまずありません。

人間としてコミュニティの中で活動をしている以上、日々さまざまなことが起こり、当然ながらそれに対して湧き起こるいろいろな思考や感情があると思います。

このような普段の思考や感情のパターンについても、病に嫌われる人と、病に好かれる人では大きく異なり、それが自律神経に与える影響も大きく変わってきます。

病に嫌われる人は、何事もあれこれといつまでも思い悩むことなく行動に移すため、ネガティブな思考や感情にとらわれている時間が少なく、笑顔でいることが多くなります。

その結果、副交感神経が優位になりやすく、血流がよくなって、体のすみずみに栄養素や酸素が行き渡り、病気を引き寄せにくくなります。

一方、病に好かれる人は、思い悩む時間が長く、怒りや苛立ち、嫉妬などのネガティブな思考や感情にとらわれている時間が長い傾向があるため、交感神経が優位になりやすくなります。

そのため体は緊張して、血流が悪くなり、細胞に必要な栄養素や酸素が不足してしまい、病気を引き寄せてしまいます。

このように、思考や感情が健康状態に与える影響は大きいのです。

そこでこの章では、**病に嫌われる人の思考や感情のパターンや、ネガティブな思考や感情にとらわれてしまったときに、上手に〝流れを変える〟スイッチ**となるような方法をご紹介します。

怒らない

病に嫌われる人の大きな特徴は、〝怒らない〟ことです。

〝怒る〟というと、ほとんどの人は、〝私はそれほど怒るタイプではない〟と思うかもしれません。怒りを表現せずに我慢してしまう人も多いでしょう。

しかし、怒りとは、誰からもわかるくらい激怒することだけを意味するわけではありません。

たとえば、満員電車の中で人にぶつかられてムカムカしたり、レジの会計で待たされてイライラしたりといったことも、小さな怒りです。

また、怒りたくても我慢してしまったときに生まれる苛立ちやあきらめも怒りのひとつです。

怒りは、その程度が大きくても小さくても、自律神経を乱してしまいます。

怒ることを〝カッとする〟といいますが、この〝カッ〟とする瞬間に、交感神経が活発になると思ってください。

怒りを感じているときは、目が充血したり、顔が赤くなったり、額に汗をかいたりします。これらはすべて交感神経が急激に高まっているときに起こる反応です。

そして交感神経が活性化すると、心拍数が増えて、血管が収縮し、血圧が上がって、血流は悪くなり、ひとつひとつの細胞に血液が行き渡らなくなってしまいます。

急激な血圧の上昇や心拍数の増加は、脳梗塞や脳出血、心臓発作を起こすリスクを高めます。

実際、怒りっぽい人ほど心臓発作を起こしやすいというデータもあります。

怒っているときは消化管の働きも悪くなるので腸内環境も乱れてしまいます。

怒ったとしても、すぐ鎮まればいいのでは？　と思うかもしれませんが、怒りなど何らかの原因で急激に自律神経が乱れると、そのあと3時間は乱れたままになることもわかっています。

ほんのわずかな時間、怒りを感じただけでも、一度乱れた自律神経は、なかなか元に戻らないのです。

つまり**一瞬の怒りが、あなたの体を蝕み、その怒りの積み重ねによって、命を縮めてしまう可能性がある**ということです。

病に嫌われるには、なるべく怒らないほうがいいというのが理想ですが、そうはいっても日々の生活の中で怒りをなくすことはできません。

怒りは人間の自然な感情ですし、怒りがきっかけで真実を見極めることができることもあり、やる気やモチベーションにつながることもあります。

大事なのは、小さな怒りをいかに大きな怒りに結び付けないか、小さ

な怒りのうちにいかに解消するかです。

そこでおすすめしたいのが、**簡単にできる怒りのコントロール術です。**

ひとつが、怒りを感じたときに、ゆっくりと水を1杯飲むことです。一気に飲むのではなく、体中に水がじわじわとしみわたっていくのを想像しながら、ゆっくりと飲みましょう。

水を飲むと胃腸が刺激され、副交感神経の働きがよくなり、過剰になっている交感神経を抑えることができます。

明るくてゆったりしたテンポのヒーリングミュージックや、波の音や風の音などが入ったネイチャーサウンドなどを聴くのもおすすめです。

実際に、私が行った実験で、ヒーリングミュージックを聴く前後の自律神経を測ったところ、聴く前は交感神経が6割を占めていたのに、聴いている間にぐんぐん副交感神経が優位になって7割ほどになり、聴き終わった後もしばらくその状態が続きました。

ほかに、簡単な方法では、手首をトントンと軽く叩くというのも効果的です。手首の外側、つまり手の甲側のほうを、もう一方の手の薬指と中指でトントンと軽くリズミカルに叩くのです。こうすると副交感神経が優位になって、怒りや苛立ちが収まります。

P123の「1：2（ワン・ツー）呼吸法」をおこなったり、P155でご紹介する三行日記に、その日の怒りを書く方法もいいでしょう。書き出すことで、落ち着いて解決策が見出せるはずです。

これらの方法で、怒りの芽は早めに摘み、できるだけ穏やかな気持ちで過ごすことを心がけてください。

しかめっ面をせず、笑う

普段、しかめっ面をしていることが多い人は、病に好かれます。

眉間にしわを寄せ、口角を下げたこの表情は、顔の筋肉の緊張を高めて交感神経を優位にするため、血流が悪くなり病気を引き寄せるのです。

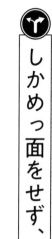

逆に、笑顔でいることが多い人は、病に嫌われます。

〝笑うと病気が治る〟ということを聞いたことがある人は多いと思いますが、これは自律神経の面からみても、ありうることです。

笑うと副交感神経が優位になり、免疫に関わるリンパ球が活性化し、免疫力が高まるためです。

私は実際に、いろいろな表情をしたときの自律神経を測定したことがありますが、その結果、心の底から笑ったときはもちろん、作り笑いでも副交感神経は優位になりました。

おそらく、口角を上げることが顔の筋肉の緊張をほぐし、リラックス効果をもたらすためではないかと考えています。

ですから、〝今、しかめっ面をしているな〟と気づいたときは、無理やり口角を引き上げて、笑顔を作ってみてください。

それだけで緊張がとけ、副交感神経が優位になるので、リラックスするのを感じるはずです。

笑うと脳が活性化し、認知症の予防にもつながります。

普段の生活でも、作り笑いでもいいので、笑う習慣をつけてください。そうすればネガティブな気持ちに引っ張られず、気持ちを前向きにできます。

頬づえをつかない

いつもふと気づくと、頬づえをついてる……。
そんな人は少なくないと思いますが、何気なくしているこの仕草は、実は病を引き寄せてしまう仕草です。

頬づえをついてしまうのは、何かに不満があってストレスや不安を感じていたり、迷いがあって、なかなか行動に移せないでいるときです。あるいは、疲れがたまっていて、体のだるさを感じている場合もあるでしょう。

つまり頬づえをつくという仕草は、不安や迷いや疲労感など、ネガティブな感情や体の状態を表しています。
思いあぐねてばかりで行動に移す元気がないため、ネガティブな思考に長時間とらわれることになり、交感神経が優位になります。

じっとして動かないことで余計に血流が悪くなり、脳にも酸素や栄養が届きにくいので、発想力や判断力が衰え、ますます行動に移せなくなります。

これとは反対に、病に嫌われる人は、**思いあぐねる時間が最小限で、すぐに〝立つ〟のが特徴です。**

だらだらと思い悩まず、すぐに立ち上がって動き出せる人は、血流がよくなって脳も活性化し、正しい判断や決断もできるようになり、どんどん活発に動けるようになります。

立つことは、ネガティブな思考を断ち切る、最も有効で簡単なアクションで、病に嫌われる人は、自然とこれができています。

あなたが今までの人生で、頬づえをついている時間が長かったとしたら、今日からそのクセを直して、**とりあえず〝立つ〟**ようにしてください。

早々にあきらめる

「あのとき、もっとこうすればよかったな……」

「このままだと将来、こうなるんじゃないだろうか……」

「こうなったのは、あの人のせいだ……」

このような思考がいつも頭の中をぐるぐる巡っている人は、病に好かれる人です。不安や恨みなどもやはりネガティブな感情で、自律神経のバランスを乱し、血流を悪くするからです。

そもそもこのような感情を抱き続けてしまうのは、何かをあきらめていないからです。

「あきらめる」というと、物事を途中で投げ出すようで、悪いことのように思うかもしれません。

しかし、それは違います。

「あきらめる」は、「諦める」と書きますが、この語源は、「明《あき》らむ」で、物事を明らかにするという意味です。物事の道理をしっかり理解し、原因と結果をはっきりさせることです。

物事を明らかにすれば、どうすればいいか、よい解決策が自然と見えてきます。

私たちは、悩みや心配事があると、あきらめきれずにいつまでもネガティブな感情にとらわれがちです。

でもこれでは、前に進めず、交感神経が優位な状態が続くだけで、病気になりやすくなってしまいます。

ですから、「あきらめる」ことを、悪いことと思わないでください。

病に嫌われる人は、あきらめのいい人です。

早々にあきらめられれば、物思いにふける無駄な時間が減りますし、前に進むしかなくなります。

あきらめることは、前に進む勇気をもつことなのです。

ストレスの原因を整理する

ストレスは、自律神経を乱し、病を引き寄せる大きな要因になることは、ほとんどの人がご存じだと思います。

しかしながら現代社会では、何のストレスもなく過ごすことは難しく、大半の人が、多かれ少なかれなんらかのストレスを抱えていることでしょう。

ストレスを抱えていると、その要因となる出来事が、次々と浮かんでは消え、浮かんでは消え……と、堂々巡りをしがちですが、これは自分にとって何が一番のストレスになっているか、きちんと整理できておらず、ネガティブな思考がよりネガティブな思考を引き寄せている状態です。これでは、自律神経も乱れてしまいます。

そこで私がおすすめしたいのが、**自分にとって何がストレスになって**

いるのか、10個書き出してみるということです。

これは、私が講演でストレスについて話をするときに必ずおすすめする方法です。

「夫（妻）との関係がうまくいかない」
「職場に苦手な人がいる」
「体に不調があり、重病じゃないかと心配だ」
「仕事で失敗してしまった」

などと、思い当たることを10個書き出しましょう。

そして書き出したら、**ストレスの大きさを、「小さい」「中くらい」「大きい」「とても大きい」という4つのランクに分けます。**

右に挙げたものを見ると、「とても大きい」に当てはまるのは、「体に不調があり、重病じゃないかと心配だ」というストレスだと思います。

これに比べると、「小さい」や「中くらい」にランクづけしたストレスは、大したことじゃないことに気づきます。

するとその瞬間、「小さい」や「中くらい」のストレスで思い悩むことが、馬鹿らしく思えて、あまり気にならなくなるものです。

そして次に、「とても大きい」にランクづけしたストレスと、「大きい」にランクづけしたストレスを比べます。

すると、「とても大きい」にランクづけしたストレスよりは、「大きい」にランクづけしたストレスのほうが大したことではないことも明らかになります。

このようにしてストレスを明らかにしていくと、「とても大きいストレス」しか残らなくなり、ほかの悩みは薄まります。

これがわかるだけでも、あれこれと思い悩む時間は減ります。

そしてあなたにとって「とても大きいストレス」が、たとえば「体に不調があり、重病じゃないかと心配だ」ということだったりするなら、すぐにでも病院に行って実際に病気かどうかを明らかにするというように、早めに解決すればよいのです。

いくつもの悩みを抱えたままで思い悩んでいても、時間の無駄で、自律神経のバランスを乱すだけです。

ストレスの原因を整理して自分にとっての「とても大きいストレス」を明らかにし、解決策を考えて早めに前に進む。それが病に嫌われる最善策です。

三行日記をつける

私が続けている習慣に「三行日記」があります。

これは、私がかつて留学していたロンドンで、一緒に働いていた同僚の医師からすすめられて始めたもので、それを私なりにアレンジしたものです。

1　今日失敗したこと
2　今日一番感動したこと
3　明日の目標

これを書くだけの、まさに3行の日記です。

「今日失敗したこと」を書くのは、失敗をうやむやにせず、真正面から受け止め、同じ失敗を繰り返さないためです。

「今日一番感動したこと」を書くのは、どんな小さなことでもいいので、その日に一番心を動かされたことを書きます。

「明日の目標」を書くのは、書くことで事前にやるべきことが頭にインプットされ、明日への不安や心配がなくなり、心が落ち着くからです。

このときに大事なのが、パソコンやスマホを使わず、手書きにこだわることです。

手書きで文章を書くことには、自律神経を整え、心を落ち着かせてくれる効果があります。

また、三行日記の最大の効果は、自分を客観的に見られることです。起こってしまった失敗はまず反省し、次にプラスのことを認め、そのうえで目標を立てる。これによって前に進む推進力が生まれます。

たった三行の日記なので、日記帳を買わずとも、手帳に書くこともできます。

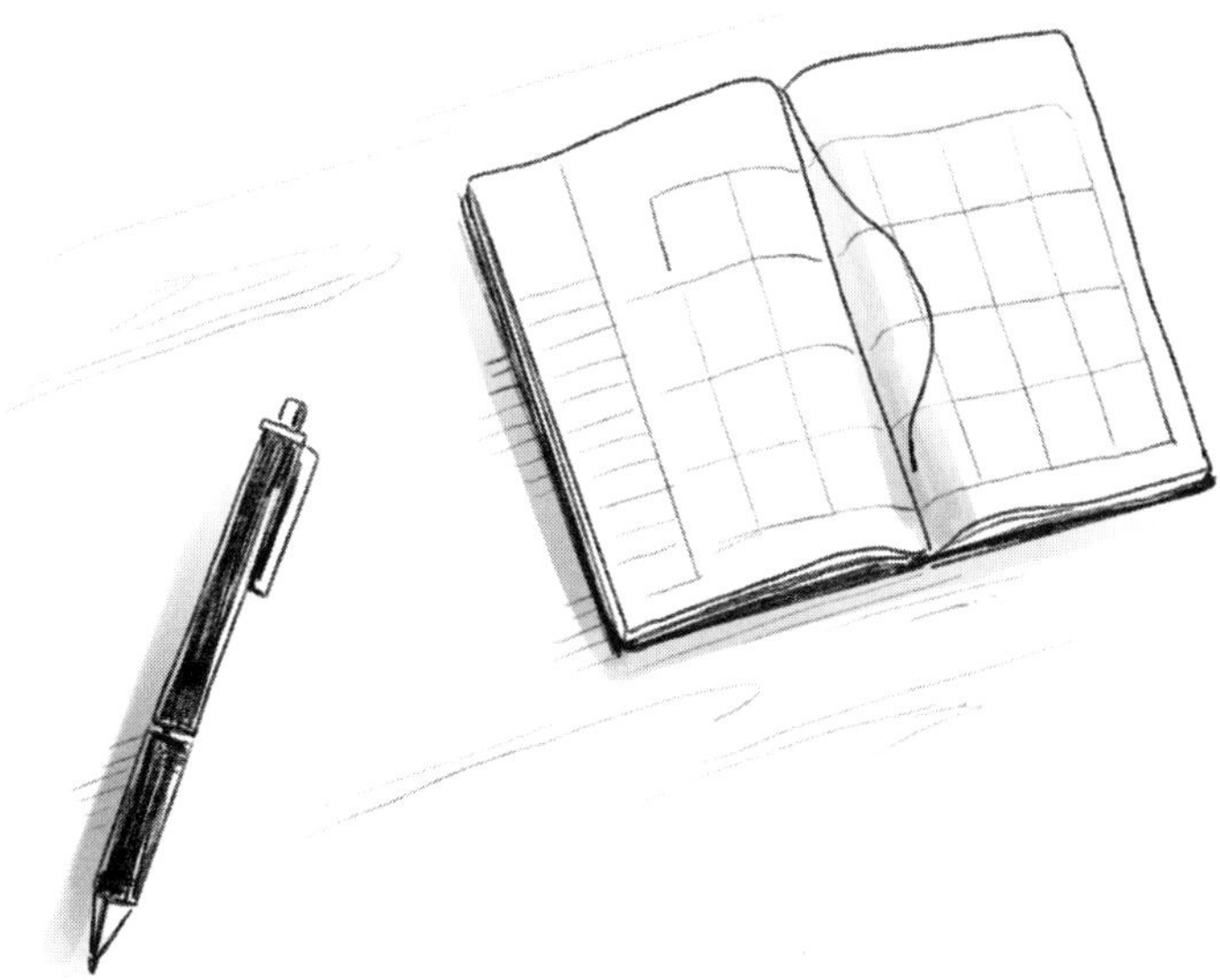

三行日記をつける

三行日記は、今日失敗したこと、今日一番感動したこと、明日の目標を書くだけ。失敗したことや感動したことの後に明日の目標を書くことで、すべきことが明確になり、不安が消えて心に余裕が生まれ、自律神経が整います。

寝る前に、丁寧に手書きで書くことで、ゆったりと心地よく眠りにつけるでしょう。これは、みなさんにもおすすめしたい、病に嫌われる習慣です。

ため息は、あえてつく

〝ため息をつくと幸せが逃げる〟とも言われるように、ため息にはあまりいいイメージがないと思いますが、実は体にはいい効果があります。

ため息をつくと、末梢血管の血流がみるみる戻ることが、実験ではっきりとわかったのです。

ため息をつくときは、呼吸が止まっているときです。

心配事や不安を抱えて、あれこれと思い煩っていたり、根をつめて作業をしたりしているときは、呼吸が浅くなり、酸素が不足した状態になります。

すると細胞も臓器も、本来の機能を発揮できなくなってしまいます。

このときに「はぁ〜」と息をゆっくり長く吐くことで、大きく酸素を取り込む準備ができます。

そして次に息を吸ったときに肺にたっぷり酸素を取り込むことがで

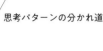

き、全身の細胞や臓器に酸素が行き渡り、血流もよくなって副交感神経の働きも高まります。

つまり、ため息は、体が自律神経のバランスをとろうとして本能的に起こすリカバリー作用なのです。

ため息を我慢すると、血流が悪くなって、頭痛や肩こりなども生じやすくなってしまいます。

ため息をつくと幸せが逃げるのではなく、〝病が逃げる〟と思って、積極的についてください。

空を見上げる

背中を丸めて、いつもうつむきがちな人は、病を引き寄せやすい人です。

このような姿勢でいると、気道が圧迫されて狭くなり、呼吸も浅くなって自律神経のバランスも乱れます。

すると余計に気分が落ち込むうえ、酸素を体に十分に取り込めず、血流も滞り、肩や首のこり、腰痛などといった体の不調が起こりやすくなり、代謝も悪くなるので内臓の病気も引き起こしやすくなるのです。

いつもうつむきがちな人は、何か悩みがあるのだと思いますが、そういうときは、とりあえず上を向くことです。

「上を向いて歩こう」という歌がありますが、上を向くことには、実際によい効果があります。

上を向くと気道がまっすぐになり、体内に入ってくる酸素が増し、それによって末梢の血管が一瞬で拡張し、全身の細胞のすみずみまで酸素と栄養が行き渡るのです。

その結果、自律神経のバランスが安定し、体が軽くなり、心もスッキリと晴れます。

ですから、つらいことや不安なことがあったときは、意識的に上を向いてください。

「物事を前向きに考えろ」と言われてもなかなかできませんが、顔を上に向けるだけなら誰にでもすぐできます。

できれば、外や窓の近くで、空を見上げるのがよりおすすめです。

青い空や、夕焼けなど、思いもよらぬ光景が広がっていることでしょう。

私も、忙しいときこそ、立ち止まって空を見上げるようにしていま

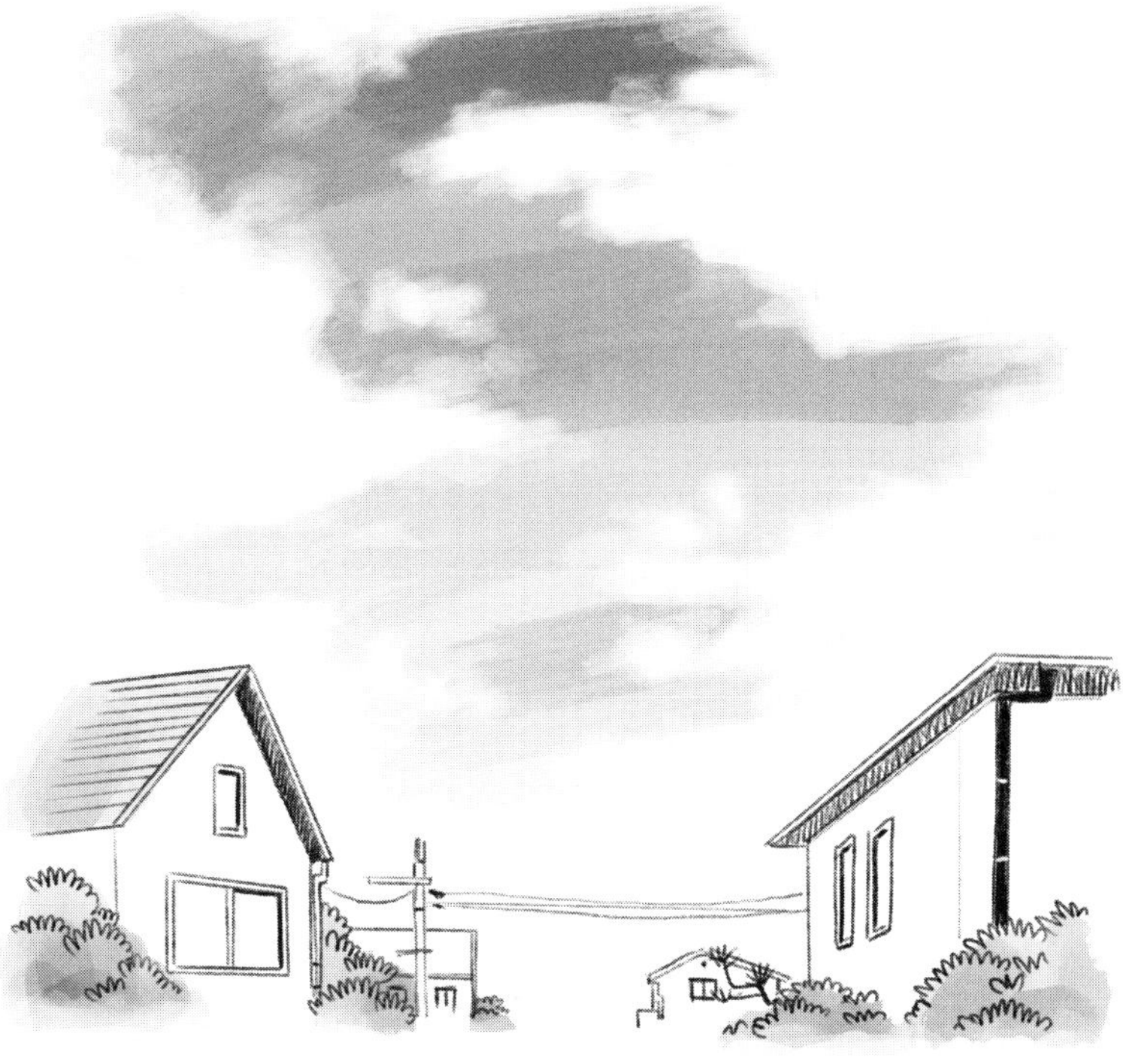

空を見上げる

イライラしたときや落ち込んだときこそ、わずかな時間でも立ち止まって空を見上げましょう。〝なんて澄み切った青空なんだろう〟。そんなことを思いながら空を見上げているだけで気持ちが楽になり、心も晴れ渡っていくはず。

す。

その瞬間に、緊張感やとらわれていたことから気が逸れ、副交感神経が優位になりリラックスできるのです。

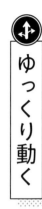

ゆっくり動く

病に好かれる人は、常に慌ただしくバタバタと過ごしています。

いつもギリギリの時間で行動していると、どうしても焦ってしまってせかせかと動くことになりますが、これが交感神経を優位にし、病を引き寄せるのです。忙しい現代人は時間に追われている人が多いので、ほとんどが交感神経が優位になっています。

これを副交感神経が優位な状態にもっていき、自律神経のバランスを保つためには、〝ゆっくり動く〟を心がけてください。

ゆっくり動くと、呼吸が深く安定し、副交感神経が高まります。

慌ただしくしていると、頭の中がゴチャゴチャしてしまい、考え方もネガティブになってしまいますが、ゆっくり動くと副交感神経が優位になって頭もクリアになり、適切な判断ができるようになります。

ですから、イライラしているときほど意識的にゆっくり動くようにしましょう。ゆっくりと歩いたり、ゆっくりと机の上を片付けたり、ゆっくりと話したり、動作をスローにするのです。

1秒だった動きを2秒かけるくらいでも構いません。

特に慌ただしく行動しがちな朝ほど、ゆっくり動くことを意識してください。早めに起きて、ゆっくりと歯を磨き、ゆっくりと朝食を食べ、会社などに向かうときもゆっくりと歩く。

これを心がけるだけで、心に余裕ができて一日が快適になり、自律神経も安定し、病を遠ざけます。

目標をもち、それに向かって生きる

目標をもたず、毎日を漫然と生きていることほど、自律神経の働きを弱め、病を引き寄せることはありません。

このように生きていると、交感神経の働きも副交感神経の働きも弱まった、無気力な人間になってしまいます。

病が嫌うのは、目標をもって生きている人です。目標に向かって生きていると、その人の生命力が最大限に引き出されるからです。

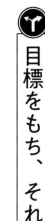

たとえば、日本で最初に正確な日本地図を作製した伊能忠敬は、当時としては高齢な74歳という長寿を全うしています。

彼が日本地図の作製のために、測量の旅に出たのは50歳を過ぎてからです。現代のような交通機関のない時代ですから、その旅路は想像を絶するほど過酷なものだったはずですが、彼には大きな目標があり、それを達成するために測量を続けました。その目標こそが、彼の生きるエネルギーとなり、結果、長く生きることにつながったのではないかと私は思います。

目標をもつことは、〝健康で長生き〟を叶える、最高の妙薬なのです。

とはいえ、〝目標を突然もてと言われても難しい〟と思う人や、〝自分のやりたいことがわからない〟という人もいるでしょう。

しかし、目標は、ほんの小さなものでもいいのです。

「毎月必ず5冊は本を読む」とか、「半年に一回は家族と旅行をする」というようなことでも構いませんし、この章でおすすめした「空を見上げる」を1日1回はするというような、ごく小さなことで構いません。

目標を設定して、それを意識して生きるだけでも、自律神経はしっかり整ってきます。

小さな目標をクリアしていくうちに、目標の範囲は、次第に広く大きくなっていき、やがて年単位の目標から、人生の目標まで、自然ともてるようになっていきます。

それはあなたが生きる糧となり、〝健康で長生き〟につながります。

〝常に目標に向かって生きる〟それが病に嫌われる最大の秘訣です。

最近のあなたは大丈夫ですか？ チェックしてみましょう

病に嫌われる人の思考パターン

まとめ

- □ 怒らない
- □ しかめっ面をせず、笑う
- □ 頬づえをつかない
- □ 早々にあきらめる
- □ ストレスの原因を整理する
- □ 三行日記をつける
- □ ため息は、あえてつく
- □ 空を見上げる
- □ ゆっくり動く
- □ 目標をもち、それに向かって生きる

おわりに

本書では、「病に嫌われる」ためのさまざまな行動や思考、生活習慣をご紹介しました。私がなぜ、これらをみなさんに強くすすめるかというと、自分自身もあるときからこのような方法をコツコツと続けて、大きく変わったからです。

私は、多忙を極めていた30歳を過ぎた頃、日々ストレスを抱え、日曜日の夕方に〝明日からまた仕事だ〟と思うと気持ちが沈んでしまう〝サザエさん症候群〟に陥ったことがあります。その頃は、精神状態も悪かったせいか、毎日のようにイライラして怒っていました。このとき私は、明らかに自律神経のバランスが乱れていたのだと思います。そんな状態では、体調もよいはずがなく、正に〝病に好かれる人〟になっていました。

そこから脱出できたのは、自律神経の重要性に気づき、この本でご紹介したようなことを、生活の中で取り入れてきたからです。

「ゆっくり動くこと」や、「怒らず笑顔でいること」、「三行日記をつけること」など、本書でご紹介したほとんどのことは、私の恩師や、留学先の先輩医師、医師仲間など、さまざまな人との出会いや経験から気づきを得て、自分で実践してきたことです。

また、私は、50歳を過ぎた頃、喉頭蓋が急激に腫れて気道を塞ぎ、窒息に至ることもある「急性喉頭蓋炎」という病気になり、死にかけたことがあります。現在はよくなりましたが、その経験を機に、健康のありがたさを痛感し、残りの人生をなんとなく成り行きで過ごしてはいけないと思うようになりました。

そこで私が始めたのが、エレベーターやエスカレーターを使わず、階段を使うことです。最初は2階に上がるだけで息が切れ、〃もう歳だな〃と落ち込みましたが、1〜2週間ほどでスムーズに上れるようになり、現在では医師会の7階までの階段を無理なく上っています。

現在、私は、50代半ば過ぎですが、若い頃を上回るほど、調子のいい体と安定した精神状態を維持できています。

つまり、人はいくつになっても変わることができ、それを叶えるのは毎日の小さな行動の積み重ねだということです。これを私自身、強く実感しています。

ですから、あなたもきっと変われます。病に嫌われるか、好かれるかは、あなた自身の行動次第です。日々の生活の中で直面するさまざまな分かれ道で、あなたが〃健康で長生き〃への道を選んでいけることを祈っています。

小林弘幸

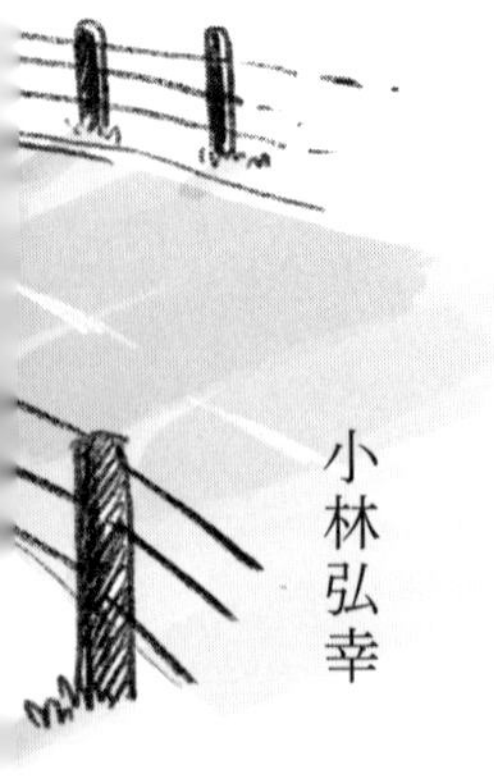

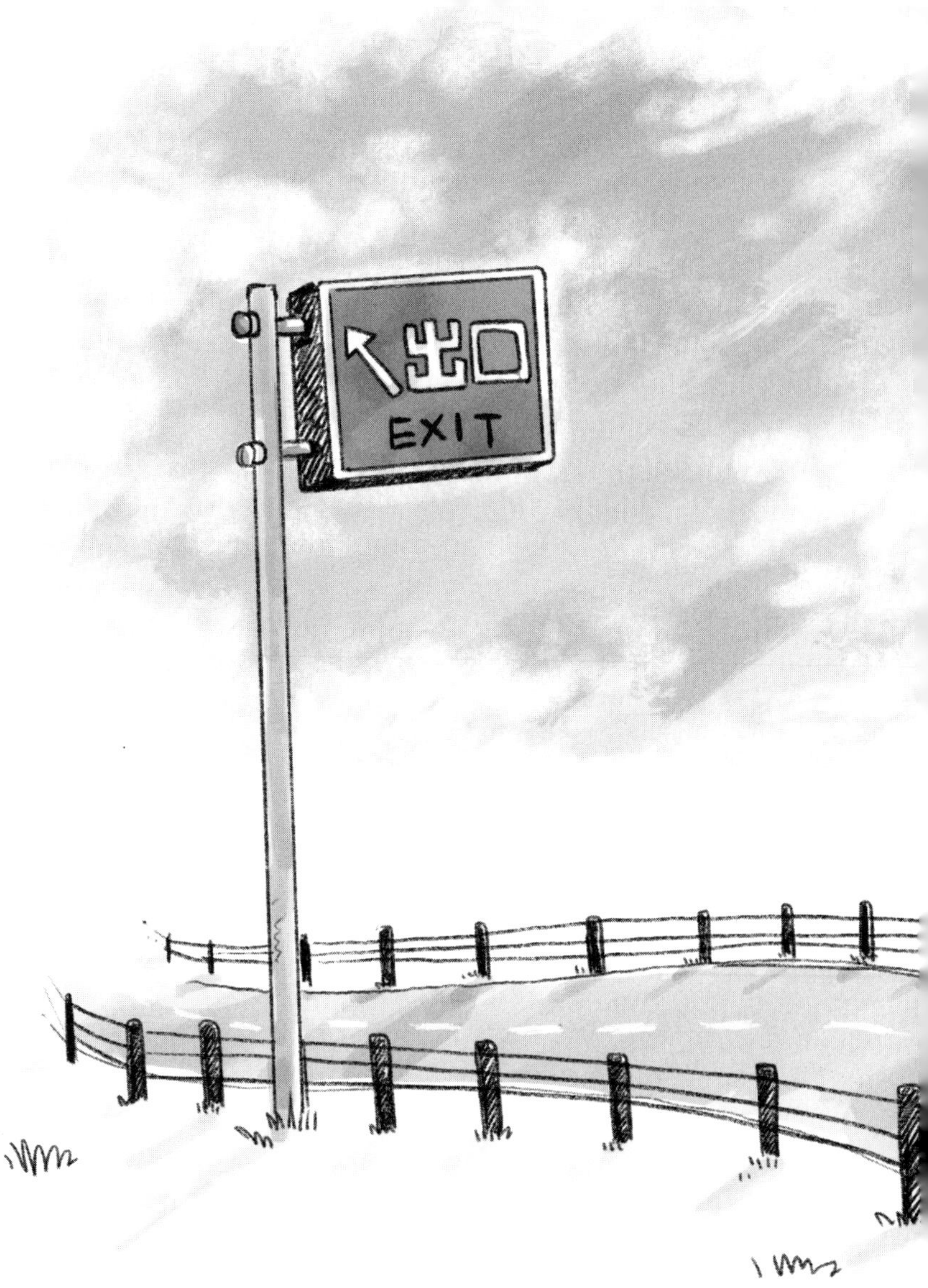

出口
EXIT

［著者略歴］
小林弘幸
こばやし・ひろゆき

順天堂大学医学部教授。日本体育協会公認スポーツドクター。自律神経研究の第一人者として、プロスポーツ選手、アーティスト、文化人のコンディショニング、パフォーマンス向上指導に携わる。また日本で初めて便秘外来を開設した「腸のスペシャリスト」でもあり、現在、便秘外来の初診は９年待ち。著書に『なぜ、「これ」は健康にいいのか？』（サンマーク出版）、『死ぬまで歩くにはスクワットだけすればいい』（幻冬舎）、『聞くだけで自律神経が整うCDブック』（アスコム）など、多数の大ベストセラー書籍を上梓。

イラスト／プクプク
装丁／小林昌子
編集協力／和田美穂

講談社の実用BOOK

病《やまい》に好《す》かれる人《ひと》
病《やまい》に嫌《きら》われる人《ひと》
健康寿命《けんこうじゅみょう》は「習慣《しゅうかん》」でのばす

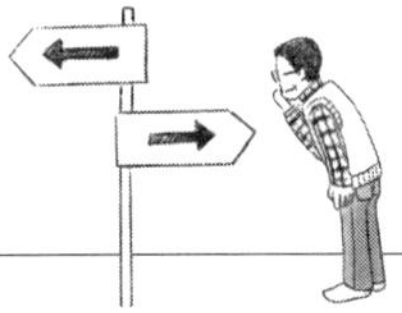

2018年3月14日　第１刷発行

著者　小林弘幸《こばやしひろゆき》

発行者　渡瀬昌彦
発行所　株式会社　講談社
〒112-8001　東京都文京区音羽2-12-21
電話　編集 03-5395-3529
販売 03-5395-3606
業務 03-5395-3615

製版・印刷所　慶昌堂印刷株式会社
製本所　株式会社国宝社

ISBN 978-4-06-299890-1